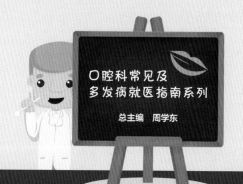

口腔科常见及
多发病就医指南系列

总主编 周学东

U0288025

口腔黏膜病

就医指南

主 编 陈谦明

副主编 唐国瑶 程 斌 周 刚

顾 问 周曾同 孙 正 刘宏伟

人民卫生出版社

图书在版编目（CIP）数据

口腔黏膜病就医指南 / 陈谦明主编 .—北京：人
民卫生出版社，2019
　ISBN 978 - 7 - 117 - 28014 - 3

　Ⅰ.①口…　Ⅱ.①陈…　Ⅲ.①口腔粘膜疾病 - 诊疗 -
指南　Ⅳ.① R781.5 - 62

　中国版本图书馆 CIP 数据核字（2019）第 024065 号

人卫智网	**www.ipmph.com**	医学教育、学术、考试、健康，
		购书智慧智能综合服务平台
人卫官网	**www.pmph.com**	人卫官方资讯发布平台

口腔黏膜病就医指南

主　　编：陈谦明
出版发行：人民卫生出版社（中继线 010-59780011）
地　　址：北京市朝阳区潘家园南里 19 号
邮　　编：100021
E - mail：pmph @ pmph.com
购书热线：010-59787592　010-59787584　010-65264830
印　　刷：北京盛通印刷股份有限公司
经　　销：新华书店
开　　本：710×1000　1/16　印张：7
字　　数：100 千字
版　　次：2019 年 3 月第 1 版　2019 年 3 月第 1 版第 1 次印刷
标准书号：ISBN 978-7-117-28014-3
定　　价：56.00 元
打击盗版举报电话：010-59787491　E-mail：WQ @ pmph.com
（凡属印装质量问题请与本社市场营销中心联系退换）

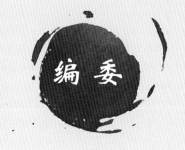

编 委

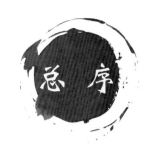

总序

口腔是人体的第一门户，牙是人体最坚硬的器官，承担着咬切、咀嚼、发音、语言、美容、社交等生理功能。牙好、胃口好、身体好，口腔健康是人体健康的重要组成部分。2017年公布的第四次全国口腔健康流行病学调查结果显示几乎人人都存在口腔问题。口腔常见病主要有龋病、牙髓病、根尖周病、牙周病、唇腭裂、错𬌗畸形、牙缺损、牙列缺失、口腔黏膜癌前病损、口腔癌等。口腔慢性病如龋病、牙髓病、根尖周病作为牙源性病灶，可以引起全身系统性疾病；而一些全身性疾病，如血液系统疾病、罕见病等也可在口腔出现表征，严重影响人体健康和生活质量。为提高百姓口腔卫生意识、促进全民口腔健康我们编写了一套口腔科普图书"口腔科常见及多发病就医指南系列"。

本套书一共12册，细分到口腔各专业科室，针对患者的问题进行详细讲解，分别是《牙体牙髓病就医指南》《牙周病就医指南》《口腔黏膜病就医指南》《唇腭裂就医指南》《口腔颌面部肿瘤就医指南》《颜面整形与美容就医指南》《牙种植就医指南》《口腔正畸就医指南》《儿童牙病就医指南》《镶牙就医指南》《拔牙就医指南》《颞下颌关节与面痛就医指南》。主编分别由四川大学华西口腔医院、北京大学口腔医院、空军军医大学第三附属医院、中山大学附属口腔医院、南京医科大学附属口腔医院、中国医科大学附属口腔医院、广州医科大学附属口腔医院的权威口腔专科专家组成。

　　本套书以大众为读者对象，以病人为中心讲述口腔疾病的就医流程和注意事项，以症状为导向、以解决问题为目的阐述口腔疾病的防治，以老百姓的用语、接地气的语言将严谨、科学的口腔医学专业知识转化为通俗易懂的口腔常见病、多发病就医知识。具体有以下特点：①主编为权威口腔院校的知名专家、长期在口腔科临床工作的专科医生，具有多年行医的经验体会，他们在医学科普上均颇有建树；②编写时征询了患者对疾病想了解的相关问题和知识，采取一问一答的形式，以患者关心的角度和内容设问，用浅显的、易于理解的方式深入浅出地介绍口腔的基本知识，以及口腔常见病的病因、症状、危害、治疗、预后及预防等内容；③目录和正文内容均以患者就医的顺序，按照就医前、就医时、就医后编写疾病相关内容；④内容通俗易懂，文字生动，图文并茂，适合普通大众、非口腔专科医生阅读和学习；⑤部分图书配有增值服务，通过扫描二维码可观看更多的图片和视频。

　　编写团队希望读者认识口腔，提高防病意识，做到口腔疾病早预防、早诊治。全民健康从"齿"开始。

总主编　周学东

2019 年 1 月

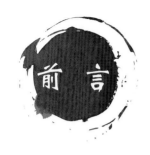

前言

　　口腔黏膜病是发生在口腔黏膜及软组织上的类型各异、种类众多的疾病的总称，其发病率高，发病后常常对患者的进食、语言及美观等造成不同程度的影响。许多口腔黏膜病具有慢性迁延性，难以根治。部分疾病具有一定的癌变风险，也给患者带来了较大的心理负担。

　　随着人民群众口腔保健意识的逐步提高，口腔黏膜病的就诊率呈逐年上升趋势，口腔黏膜病科已成为口腔专科医院诊治任务最为繁重的科室之一。然而，由于基层单位缺少口腔黏膜病专科医生、口腔黏膜病的相关科普宣传不足，普通群众缺乏对口腔黏膜病的了解，常常面临病急无处医的困境。

　　为了解决上述难题，根据 2017 年 6 月 29 日在成都召开的"口腔科常见及多发病就医指南系列"科普图书主编人会议的有关精神，我们组织编写了这本《口腔黏膜病就医指南》。在进行正式的编写前，编委团队通过讨论会、现场调研等讨论形式，征集了临床医生、患者对该书的编写建议。在此基础上，于 2017 年 9 月 2—4 日在青岛召开了本书编委会，形成了编写思路、编写大纲，落实了具体的编写原则和编写要求。此后，于 2018 年 1 月 5—7 日在中山大学光华口腔医学院召开定稿会，逐字逐句审定了全书的内容。

　　本书的编写团队由国内顶尖的口腔医学院校的口腔黏膜病专家和活跃在口腔黏膜病临床工作一线的中青年医师组成。在编写的过程中，从患者的角度出发，采用问题式标题，以故事引出问题，把常见口腔黏膜病的知识和就诊要点融入通俗易懂的故事，力争将科学性、通俗性、可读性融为一体，期望达到举一反三、事半功倍的效果。我们希望通过此书，使患者获取口腔黏膜病第一时间自我处置、日常就诊、护理的注意事项等相关知识，从而避免患者辗转就医，节约医疗费用和医疗资源。

　　感谢四川大学华西口腔医学院、青岛大学口腔医学院、青岛大学附属医院口腔医学中心、中山大学光华口腔医学院分别承担了主编人会议、编委会和定稿会的组织工作。四川大学华西口腔医院口腔黏膜病科的全体研究生为本书编写框架的形成提出了宝贵意见和建议，其中王同珂博士、邓敬博士参与了本书的整理和校对工作，在此一并致谢。

2019 年 1 月于成都

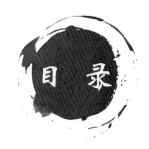

目 录

01 第一章
口腔黏膜正常结构

02 第二章
口腔黏膜感染性疾病

03

第三章
口腔黏膜变态反应性疾病

04

第四章
口腔黏膜溃疡类疾病

05

第五章

口腔黏膜大疱类疾病

06

第六章

口腔黏膜斑纹类疾病

07

第七章
口腔黏膜肉芽肿性疾病

08

第八章

唇舌疾病

09

第九章

性传播疾病的口腔表征

10

第十章
系统性疾病的口腔表征

11

第十一章
口腔黏膜色素异常

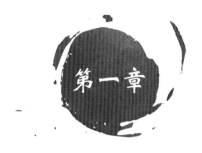

第一章

口腔黏膜正常结构

1. 上腭为什么凹凸不平?

小张是一位公司白领，平时业务繁忙，压力大。他无意中舔上腭时，发现上腭前部凹凸不平，而后部却很光滑，心想以前好像没有这个东西，再想到自己近来身体状况不太好，担心嘴里长了怪东西，次日早上便向公司请假去医院看病。

医生听完小张的描述后，安慰他不必紧张。上腭前部的凹凸不平是正常的解剖结构，专业名称叫腭皱襞（图1-1）。腭，又名口盖，分隔口腔与鼻腔，可分为前2/3的硬腭和后1/3的软腭。腭皱襞是大家常说的上腭前部凹凸不平的结

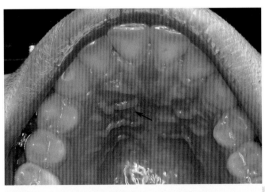

图1-1 腭皱襞（箭头示）
（西南医科大学附属口腔医院供图）

构，为上腭中间向两侧略呈辐射状分布的软组织嵴，形状不规则，突出于黏膜表面。该结构参与吞咽活动、维持正确的言语和发音功能。全口义齿修复时会恢复相应的腭皱襞形态，帮助恢复患者的发音和言语功能。听完医生的解释后小张便放心了。

2. 为什么舌背前面有时长红点？

春节期间，外地打工的张某回老家四川过年聚餐，吃的东西多为辛辣食物，嘴馋的张某还吃了几次火锅。近两日，张某自觉舌头不适，偶有疼痛，照镜子发现舌头表面有很多小红点，而张某查看父亲、母亲的舌头却未见到小红点。于是，张某心情忐忑地到口腔黏膜病科检查。

听完张某的描述后医生经过仔细检查，向张某解释道："不用担心，舌头上的这些小红点是正常结构，叫菌状乳头（图1-2）。舌背上有4种舌乳头，按形态可以分为丝状乳头、菌状乳头、轮廓乳头和叶状乳头。菌状乳头多位于舌尖和舌侧缘，散在于丝状乳头之间，比丝状乳头大，呈圆形或蘑菇形，因其富含毛细血管，使菌状乳头外观呈红色。菌状乳头也是味觉感受器之一，受辛辣食物刺激后可发生炎症，表现为红肿和疼痛。"

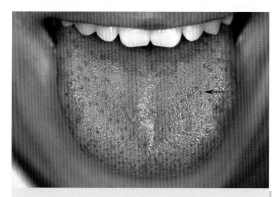

图1-2　菌状乳头（箭头示）
（西南医科大学附属口腔医院供图）

3. 为什么舌根两侧有裂纹？

夏阿姨吃饭时不小心咬了自己的舌头，于是用镜子查看有无出血，发现左侧舌根有好几条红红的裂纹，像刀割了一样，再看看右边也有。于是夏阿姨心惊胆战地去口腔黏膜病科检查。医生检查后告诉她舌根两侧的裂纹是叶状乳头（图1-3），是舌头上的正常结构。

舌黏膜表面有很多小突起，称为舌乳头，叶状乳头就是其中的一种，位于舌根部两侧，为5~8条红色并列的皱襞，形似皱褶状，是味觉感受器之一。在咽部炎症和尖锐牙尖等刺激的影响下可发生炎症，此时叶状乳头皱褶加深、红肿，舌运动时疼痛。叶状乳头炎的治疗原则为去除局部刺激。叶状乳头一般不易被发现，常常在患者伸舌自检时偶然被发现，因其看起来像几条裂纹而常造成恐慌。口腔医生建议患者不要频繁地伸舌自检，因为频繁的过度伸舌运动会造成舌肌筋膜紧张或拉伤而引起疼痛，导致疼痛加剧。当出现口腔黏膜疼痛或不适的时候，建议患者及时到口腔黏膜病科就诊并进行相关检查，听取医生的专业意见，切记不可自行盲目检查、诊断。

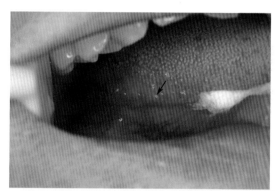

图1-3 叶状乳头（箭头示）
（西南医科大学附属口腔医院供图）

4. 舌根部的一圈小疙瘩是什么？

王某在医院耳鼻咽喉科取出卡在喉咙的鱼刺1周后，仍然觉得喉咙偶有疼痛，于是她用力伸舌照镜子查看是否还有鱼刺没有取出来，却意外发现舌根部有好多个小疙瘩，王某担心是这些小疙瘩引起的疼痛。医生检查后对王某说："这不是病，是舌头上的正常结构，每个人都有，叫轮廓乳头（图1-4）。"

舌乳头按形态可分为丝状乳头、菌状乳头、轮廓乳头、叶状乳头。轮廓乳头位于舌体后方，在一条似"Λ"形沟的前方排成一行，是所有舌乳头中数目最少的，约8~12个，体积大，微凸于舌背黏膜表面，其周围环绕一圈深沟，沟底有小浆液腺，分泌的浆液冲刷食物中的可溶性成分。轮廓乳头是味觉感受器之一，因其位置靠后一般很难被观察到，常在伸舌自检时偶然被发现，由于其体积较大常造成患者的恐慌。因此，建议患者自查发现口内异常结构后及时到医院检查，听取医生的专业意见。

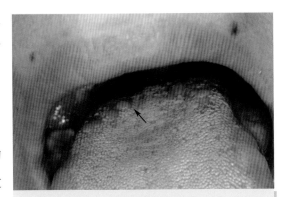

图1-4　轮廓乳头（箭头示）
（西南医科大学附属口腔医院供图）

5. 舌头边缘为什么有齿痕?

一天，李阿姨在市场买菜，碰到有"神医"在街头坐诊。经过一番检查，"神医"告诉李阿姨，她的舌头边缘有牙齿印，必须买"神药"治疗。恰好李阿姨的儿子打来电话，得知这一情况，坚决阻止了母亲买所谓的"神药"，回家后儿子带李阿姨到正规的口腔黏膜病科就诊。

医生检查时发现李阿姨的舌头质地柔软，颜色粉红，舌体运动正常，发音功能正常。医生向李阿姨解释道，李阿姨舌头边缘凹进去的现象医学上称为齿痕（图1-5），多发生于舌体肥大、易受牙齿边缘压迫的人群，同时在妇女的月经前期和月经期也会比较明显。在疾病状态，如舌淀粉样变时，患者的舌体会逐渐增大，广泛且对称。随着病程发展，舌两侧会出现齿痕，伴有疼痛，舌体运动受限，言语不清，影响进食和吞咽功能，同时全身其他系统也会出现相应的疾病表现。医生提示，当患者发现舌体出现异常时，建议及时到口腔黏膜病科进行检查，听取医生的专业解释。

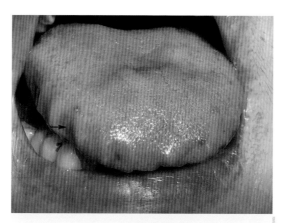

图1-5　齿痕（箭头示）
（西南医科大学附属口腔医院供图）

6. 舌头下方为什么发紫?

一天，张阿姨照镜子时偶然发现舌头下一片紫色，和邻居谈及此事，邻居建议张阿姨尽快去医院检查。经过检查后，医生告诉张阿姨舌下发紫的部分是正常结构，是舌下静脉的颜色透过黏膜显现出来了。

舌下发紫一般来说不是疾病，是表浅的舌下区静脉丛的颜色透过黏膜显露出来，呈紫色（图1-6），是口底区的正常表现。发紫可能与某些慢性疾病，如高血压等有一定关系，随着高血压病程的发展，舌下静脉充盈程度

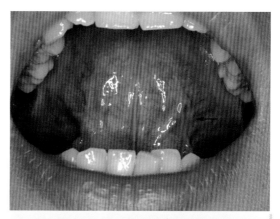

图1-6　正常舌下静脉（箭头示）
（西南医科大学附属口腔医院供图）

也会增高。若舌下发紫长期稳定且未出现明显变化，同时也不出现疼痛是正常的；但若舌下静脉短期出现明显扩张，舌下黏膜呈深紫色则应尽早检查。

7. 舌头下方的鼓包是什么？

周先生玩手机时偶然看到一则新闻，某某患舌癌，外观似菜花状，有疼痛史，他突然想起自己前几天发现舌头下面也有突起物，形态不规则，虽然不疼，但还是担心会不会也是癌症？于是到口腔医院就诊。

经过检查后，医生告诉周先生，在口底中线两侧黏膜有一对小的隆起，称为舌下肉阜（图1-7），是下颌下腺和舌下腺导管的共同开口，口腔内的唾液就从这里流出来。两侧的舌下肉阜向后外侧延伸形成的长条状隆起，称为舌下襞，是舌下腺小导管的开口，也是下颌下腺导管走行的表面标志。两者都是正常的口腔结构。正常情况下，挤压下颌下腺的腺体可见清亮的液体从导管口流出，在唾液腺结石或炎症等病理状态下，可引起唾液分泌障碍甚至分泌脓性液体。而癌组织外观似菜花状，疼痛明显，触诊时基底一般较硬。口腔疾病的表现复杂多变，当患者出现不适时应及时到口腔黏膜病科就诊，接受专业检查，听取医生的专业解释，接受相关治疗，不能自行盲目诊断和治疗。

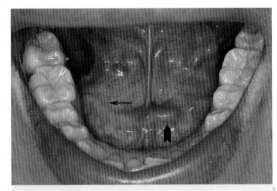

图1-7 舌下肉阜（➤示）、舌下襞（↑示）
（西南医科大学附属口腔医院供图）

8. 牙龈上的凹点是什么?

小李照镜子剔牙时偶然发现自己的牙龈上布满了许多小凹陷,薄薄的一层牙龈包裹着牙齿,呈粉红色。回想以前没有出现过这些凹陷,于是小李急忙去口腔黏膜病科就诊。听完小李的描述,医生仔细检查后发现她的牙龈非常健康,而这些小凹陷在医学上称为点彩(图1-8)。

牙龈是牙周组织的重要组成部分,而点彩是牙龈上橘皮样的凹陷。点彩的多少因人或部位而异,一般唇颊面较多,部分人没有点彩。点彩随着年龄增长不断改变,婴儿时期点彩尚未发育;5岁时逐渐出现;至成年后,数量达高峰;步入老年时期,点彩又逐渐消失。它是牙龈的功能适应性变化的体现,同时也提示牙龈的健康状态。当患有牙周疾病时,牙龈充血肿胀、松软脆弱,点彩减少甚至消失,故点彩减少或消失可作为评价牙周疾病的一个重要指标。

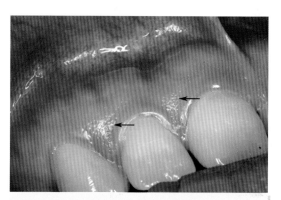

图1-8 点彩(箭头示)
(西南医科大学附属口腔医院供图)

9. 婴儿或新生儿嘴里"长牙"了,是正常的吗?

小王生了个大胖小子,把一家子高兴坏了,逗孩子的时候妈妈偶然发现孩子牙龈上长了好几个白色的小包块,以为得了怪病,于是抱去医院检查,口腔医生说是长"马牙"了,并不是病,不用特殊处理。

"马牙"即上皮角化珠,是婴儿期特殊的生理现象,是新生儿牙板上皮剩余所形成的角化物,多发生在婴儿出生后不久,偶见牙龈上出现一个或数个白色突起，触摸时质地较坚硬，像长出来的牙齿，所以称"马牙"（图1-9）。一般在出生后数周至数月可自行消退，切不可相信偏方使用缝衣针在婴儿的口腔里挑除。因为缝衣针可将细菌等带入，婴儿的抵抗力较弱，可引起感染，影响孩子健康。

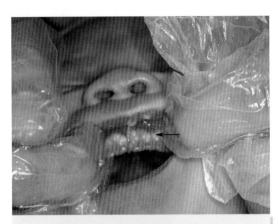

图1-9　上皮角化珠（箭头示）
（西南医科大学附属口腔医院供图）

10. 为什么嘴唇内侧有很多小疙瘩?

推销员小莉因近来公司业绩要求高，常加班熬夜，精神压力较大。小莉在思考时喜欢用牙咬嘴唇，某日咬唇时偶然发现嘴唇内侧有很多小疙瘩，下唇更明显，用舌舔发现确实有颗粒物。于是掏出手机上网搜索，"上火"、溃疡等说法众说纷纭，最后小莉还是决定去医院检查。口腔医生经过询问和口内检查后告诉她，嘴唇里的小疙瘩其实是唇腺腺体（图1-10），是口腔的小唾液腺之一，可以分泌唾液，是保持口腔内湿润环境的正常结构。

正常情况下，唇腺分布在上、下唇的内侧，数量较多，约数百个，用手指或舌头触及时，可发现数个或数十个粟粒大小的颗粒物，表面有腺管直接开口于唇黏膜。在情绪、气候、化学、机械等多种因素的影响下，可诱发唇腺发炎，表现为唇部小腺体增生、唇黏膜发红，亦可伴有疼痛。日常生活中，应注意避免日光暴晒，多饮水，让唇部保持湿润。

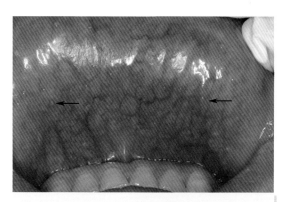

图1-10　唇腺（箭头示）

（西南医科大学附属口腔医院供图）

11. 双颊内侧的两个突起是什么？

小孟今年考上大学，家里给她办了一场庆祝宴，宴席上吃的大部分都是辛辣食物。最近1周多小孟感觉双侧脸颊不舒服，用舌舔发现两侧各长了一个锥形的小突起，小孟的父母赶紧带着小孟去医院就诊。口腔医生仔细询问病史及检查后，告知他们，脸颊里的突起是腮腺导管乳头（图1-11），是腮腺导管在口腔内的开口，在进食辛辣食物后易出现疼痛等不适，一般只需清淡饮食等即可恢复，小孟及家人这才放心。

腮腺导管开口于上颌后牙对应的颊黏膜处，有圆锥形、梭锥形、圆轮形及梭轮形几种形态，少数人（约5.7%的男性或9.0%的女性）没有腮腺导管乳头。正常情况下，挤压腮腺腺体时能见到清亮的唾液从腮腺导管口流出。腮腺发炎时腮腺导管口常出现红肿现象。

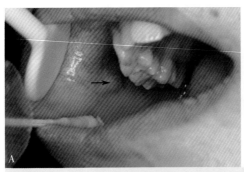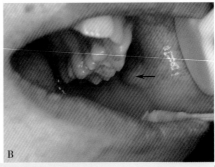

图 1-11　腮腺导管乳头（箭头示）

A. 右颊　B. 左颊

（西南医科大学附属口腔医院供图）

（聂敏海）

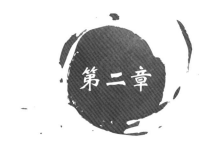

第二章

口腔黏膜感染性疾病

1. 为什么孩子发烧后嘴里烂了?

王女士家 2 岁多的孩子前几天感冒发烧,退烧后嘴里却有很多地方烂了,吃不下东西,哭闹不停。王女士很着急,在儿科医生的建议下,来到口腔黏膜病科就诊,经过问诊和检查,医生告诉王女士,她家孩子得的是急性疱疹性龈口炎。

急性疱疹性龈口炎是儿童初次感染单纯疱疹病毒后的表现,发病初期可伴有发热、咳嗽等全身表现,约 1~3 天后可出现口腔黏膜发红、起疱和糜烂。通常发生在颊黏膜、牙龈、软腭、硬腭和舌部,有时还伴有口唇周围皮肤起疱、结痂和淋巴结肿大、疼痛。由于口腔黏膜充血糜烂,患儿常出现烦躁、流口水、拒食及口臭等现象。该病起病较急,但在 1~2 周内可自愈。某些营养不良或有免疫缺陷疾病的儿童,可出现持续高热(39~40℃)、脱水、昏迷等重度症状。若出现上述情况,家长应及时带患儿到医院就诊。

2. 单纯疱疹病毒会不会传染？怎么预防？

李女士的儿子上星期得了急性疱疹性龈口炎，大夫告诉她这种病是单纯疱疹病毒感染。李女士不解，感染从何而来？应该怎么预防与护理呢？

普通人群中单纯疱疹病毒的感染率高达90%。出疹起疱时是该病传染性最强的时候，病毒大量聚集于感染者的疱液中，也可以存在于唾液、血液及粪便中。呼吸道或口腔接触传播是其主要的传播途径。除了长疱出疹的患者以外，很多无症状潜伏感染者或疱疹恢复期的患者也具有一定传染性。健康人群在接触感染者的唾液、体液后有可能被感染。因此，在日常生活中，应该勤洗手、注意分餐和餐具清洁。感染者的疱疹发作时，应注意与儿童隔离。即使从未发作过疱疹，也不应将自己咀嚼过的食物喂给儿童。

3. 为什么嘴唇容易起水疱？

29岁的小李是公司白领，平时工作认真，偶尔会加班，但在加班后嘴唇总是容易起水疱。临近年底，工作任务繁重、压力大，一次加班熬夜后他的嘴角又起疱了，一张口就特别疼。他来到医院检查，医生告诉他，嘴唇反复起疱是因为得了复发性单纯疱疹，也就是唇疱疹。

单纯疱疹病毒进入体内后，不会完全被身体的免疫系统清除，而是长期潜伏在神经元内。某些刺激因素如局部机械刺激、辛辣食物、机体免疫力下降、精神紧张等均可导致疱疹病毒沿神经末梢前行至皮肤黏膜，导致局部皮肤黏膜起疱、破损、糜烂、疼痛。通过减少局部刺激、锻炼身体增强体质、多吃蔬菜水果、少食辛辣刺激食物、保证充足睡眠等方法，可以减少疱疹的复发。

4. 单侧脸上长了一串水疱，疼痛难忍，是怎么回事？会不会传染？

50多岁的老张，最近右脸出现了一串串的水疱，嘴里长了溃疡，整个右侧面部痛得厉害。剧烈的疼痛导致老张连吃饭、说话都成问题了。在口腔黏膜病科就诊后，医生确诊老张得了带状疱疹。经过医生的精心治疗，老张的病情得到了及时控制。

带状疱疹是由水痘–带状疱疹病毒感染引起的一种感染性皮肤黏膜病，具有传染性，特别是吸入传染。该病毒具有较强的嗜神经性，能够在感染了神经元后长期潜伏在患者体内不会发病。但在一些刺激因素的作用下，如身体抵抗力降低、感冒发烧、过度疲劳、睡眠差、患有其他免疫缺陷疾病后，会再次迅速生长繁殖。该病毒沿神经分布长出成簇的疱疹，一般不越过中线，且伴有剧烈疼痛。

5. 都说带状疱疹长在腰上，我的怎么长到脸上和嘴里了？

65岁的李大爷2周前右侧面部和嘴里起了带状疱疹，邻居告诉李大爷："别人的带状疱疹都长在腰上，你怎么长在嘴里了，别是得了什么大病。"李大爷心情忐忑地到口腔黏膜病科咨询。

医生告诉他，带状疱疹可以发生在身体的任何部位，其中最好发的部位是胸腹部或腰部，约占所有患者的60%~70%；其次为颅颌面部的三叉神经带状疱疹，在患者中所占的比例超过20%，损害常沿三叉神经的分支分布。三叉神经由内向外包括眼神经、上颌神经及下颌神经，既支配颌面部同时也支配同侧口腔黏膜区域。因此，侵犯了三叉神经很容易影响同侧的头面部、耳颈部、口腔黏膜等区域，造成相

二维码2-1 三叉神经带状疱疹

（首都医科大学附属北京口腔医院供图）

应的病损和疼痛。超过 60 岁的老年人更容易患三叉神经带状疱疹。

6. 带状疱疹会复发吗？

刘大妈今年 70 岁了，最近心情特别糟糕，因为半年之内得了 2 次带状疱疹，心里一直犯嘀咕，记得有人说带状疱疹长一次就免疫了，我怎么老犯呢？

带状疱疹好发于老年人，一般来讲，发作之后通常会终身免疫，但也不是绝对的。当机体由于某些其他疾病，如自身免疫性疾病、肿瘤、感染性疾病等引起患者自身免疫力下降，或因治疗其他系统性疾病使用了免疫抑制剂，均能使病毒复发。因此患有 2 次以上带状疱疹的患者一定要到正规医院接受治疗，进行系统体检，及时发现或排除系统性疾病。

7. 带状疱疹可以不治而愈吗？

忙于事业打拼的小李最近得了带状疱疹，自觉经常关注科普的他没当回事，认为这病能自愈就没有理会，直到疼痛难忍才到医院就诊。

医生提醒，水痘 – 带状疱疹病毒具有较强的嗜神经性，患者通常有剧烈的神经痛，治疗不及时或放任病情发展，可能会出现带状疱疹后遗神经痛或其他严重并发症。带状疱疹常伴有神经痛，常见于老年患者，可能会存在半年以上。当出现外耳道或鼓膜疱疹，同时病毒侵犯面神经的运动和感觉神经纤维时，可以表现为面瘫、耳痛及外耳道疱疹三联征，称为赖 – 亨氏综合征。而发生在眼部的带状疱疹，可造成角膜炎、结膜炎，出现畏光、流泪、眼睛疼痛的症状，甚至失明。感染严重时，病毒可侵犯中枢神经系统，表现为严重的头痛、呕吐、意识模糊、昏迷，甚至有生命危险。因此，得了带状疱疹的患者，一定不要大意，必须及时到相关专业科室就诊，早发现、早确诊、早治疗，从而缩短病程、减轻剧烈疼痛、减少局部皮肤破损、避免出现严重并发症。

8. 带状疱疹都好了，怎么脸还痛呢？

70 岁的胡大爷前阵子得了右侧面部带状疱疹，但是病损消退都 1 个多月了，胡大爷还是觉得右侧面部疼痛。胡大爷感到不解，病都好了怎么还痛呢？

医生解释道，带状疱疹常伴有神经痛，但多在皮肤黏膜病损完全消退后 1 个月内消失，若持续 1 个月以上，称为带状疱疹后遗神经痛，是带状疱疹常见的并发症之一。其临床表现复杂多样，可呈间断性，也可为持续性。带状疱疹后遗神经痛常见于老年患者，可能存在半年以上，部分患者甚至超过 1 年或更长时间。年龄越大，发生带状疱疹后遗神经痛的可能性越大。同时，若不能得到早期、足量、有效的抗病毒治疗也会增加带状疱疹后遗神经痛的可能。因此，得了带状疱疹的患者，一定不要大意，应早期治疗，缩短病程，减轻疼痛。已经出现带状疱疹后遗神经痛的患者也不要着急，应到正规医院神经内科或疼痛科就诊。

9. 本以为是简单的口腔溃疡，没想到孩子竟然得了手足口病？

赵女士的儿子今年 3 岁多了，最近嘴里起溃疡 3 天，同时手掌、脚背出现很多红色疹子。赵女士非常着急，带儿子来到口腔黏膜病科就诊，经过检查后，被诊断为手足口病（图 2-1）。

手足口病是一种儿童常见传染性疾病。发病高峰为春夏季 5—7 月，主要通过呼吸道、消化道和接触传播，以人群密切接触传播为主。能够引发手足口病的肠道病毒有 20 多种（型），其中以柯萨奇病毒 A16 型（Cox A16）和肠道病毒 71 型（EV 71）最为常见。

手足口病的初期一般是在口腔黏膜出现散在的小水疱或溃疡面，约米粒大小；在手、足甚至腿、臂等处出现数个至数十个不等的皮疹，患儿可伴有发热、流涎、拒食、烦躁等症状。少数较严重的患儿可能出现脑膜炎、脑脊髓炎等并发症，极少数患儿会因病情危重，导致死亡。因此，患病后应及时到儿科就诊。

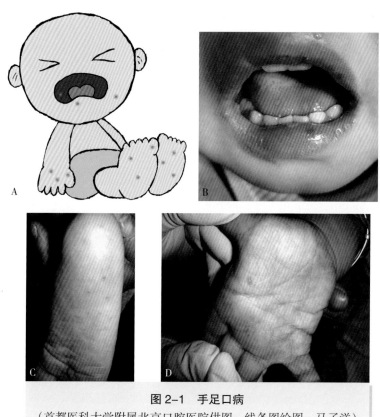

图 2-1　手足口病

（首都医科大学附属北京口腔医院供图；线条图绘图：马子洋）

10. 为什么孩子得了手足口病，不让上幼儿园？

　　陈女士的儿子得了手足口病，医生说不能上幼儿园了。陈女士感到不解，儿子虽说生病了，但是活蹦乱跳，好像什么事也没有，为什么不能上幼儿园？

　　医生解释道，手足口病是一种传染性极强的疾病，常在托儿所、幼儿园等地集体发病，若不注意隔离，极易传染。虽然大部分患儿预后较好，但也有少数身体状况较差的患儿，可能会出现严重的并发症。因此，已经诊断为手足口病的患儿，在治愈前应避免与其他儿童接触。

在日常生活中可以通过以下措施来预防手足口病：

（1）饭前便后、外出回家后应及时用肥皂洗手，看护人替孩子换尿布、处理粪便后均要洗手。

（2）注意保持家庭环境卫生，卧室要常通风，勤晒衣被。

（3）孩子的奶瓶、奶嘴及餐具在使用前应充分清洗、消毒；不要让孩子喝生水、吃生冷食物。

（4）手足口病流行期间不宜带孩子到人群聚集、空气流通差的公共场所，避免接触患儿。

（5）孩子出现发热、出疹等相关症状时要及时到医院就诊。

（6）居家隔离的患儿应避免与其他孩子接触，避免传染给他人。父母要及时对患儿的衣物进行晾晒或消毒。

11. 手足口病不是孩子才得吗，怎么大人也会得？

小周前两天送儿子去幼儿园，回来后觉得浑身乏力、低烧，后来嘴里开始起溃疡，同时手掌、脚背也出现很多红色疹子，到医院检查被诊断为手足口病。小周不解，手足口病不是孩子才得吗，怎么大人也会得？

手足口病是一种常见的肠道病毒感染导致的传染性疾病，任何年龄段均可发作，主要感染儿童。主要原因是儿童的免疫系统尚未发育成熟，对病毒的抵抗和清除能力较低，因此儿童为易感人群。成人由于其免疫系统较完善，大多都在小时候感染过相关病毒，获得了相应的抗体，成年后感染发病的较少。但如果像小周这样，小时候没有接触过相关病毒，成年后才初次接触，仍有可能发病。此外，有的父母感染或接触了相关肠道病毒，自身并不发病，但却通过日常接触无意中将病毒传染了给家里的儿童，成为了病毒的传播和携带者。因此，在手足口病流行期间，无论成人还是儿童，都应该注意防护。

（王辉　刘瑶）

12. 孩子嘴里起了白膜是怎么回事?

艳艳是一位新晋妈妈,在给自己出生 7 天的孩子喂奶时发现他的嘴里出现多处白膜。起初艳艳以为是喂奶后留下的奶斑,试着用棉签擦拭,可是白膜擦去后很快又出现了,而且越来越多,同时孩子出现了哭闹和拒食的情况。艳艳吓坏了,急忙带孩子到口腔黏膜病科就诊。医生经过详细检查,告诉她孩子嘴里的白膜其实是小儿常见的口腔黏膜病——鹅口疮的表现(图 2-2)。

鹅口疮又叫雪口病,是由念珠菌(主要是白色念珠菌)引发的新生儿、婴幼儿口腔黏膜感染性疾病,因在口腔黏膜表面形成片状白色斑膜而得名。在 2 岁以内的婴幼儿比较常见,跟孩子的免疫力不完善有关。此外,一些营养不良、身体虚弱、经常腹泻、长期使用抗生素和糖皮质激素的婴幼儿也容易患此病。鹅口疮初起时,口腔黏膜(多见于颊、舌、软腭及口唇部)可出现充血和发红,大量散在的似白雪样、针尖大小的柔软小斑点,不久即可融合成片,像奶凝块一样,布满整个口腔,用力可将白色病损擦去,并留下鲜红色的创面。如果鹅口疮没有得到有效控制,可进一步蔓延到咽部、扁桃体等部位,更加严重的可发展到食管、支气管,引起念珠菌性食管炎或肺念珠菌病,甚至造成念珠菌性败血症。因此家长如果发现孩子嘴里起了白膜,不要慌张,也不要盲目自行诊断治疗,应及时到口腔黏膜病科就诊,进行及时、专业的诊治。

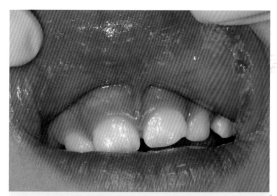

图 2-2 鹅口疮(非特指该病例)
(北京大学口腔医院供图)

13. 孩子为什么会得鹅口疮?

知道孩子得了鹅口疮，艳艳焦急地问："是不是我的孩子发育不好才得了鹅口疮，为什么小区里其他的孩子都没有发生这种情况？"医生解释道，造成幼儿鹅口疮的原因很多，并不一定是由孩子发育不好造成的。

鹅口疮是由念珠菌属引起的口腔黏膜机会性感染性疾病，造成鹅口疮的原因有母亲阴道念珠菌感染（如真菌性阴道炎），婴儿出生时通过产道接触了母体分泌物；婴幼儿接触的奶瓶、奶嘴、餐具等消毒不彻底，母乳喂养时妈妈的乳头不清洁，或者婴幼儿接触了沾染了念珠菌的食物、衣物、玩具；体质较弱、因为其他原因应用抗生素或糖皮质激素，导致孩子口腔内菌群失调、念珠菌过度增殖。婴幼儿6~7个月长牙时，因牙龈有轻度胀痛感，使他们爱咬手指、玩具等，此时易将细菌、真菌带入口腔，引起感染。此外，孩子在幼儿园过集体生活时，有时会因交叉感染造成鹅口疮。

14. 鹅口疮能治好吗?

听完医生的解释，艳艳紧张的情绪稍微缓解了，不过她又担心地询问孩子的病能不能治好。医生宽慰她不必太过焦虑，鹅口疮经过正规的治疗是能够痊愈的。

引起鹅口疮的致病菌——念珠菌其实在健康人群的口腔中也是存在的。正常情况下，它们与口腔内其他的微生物处于平衡状态，共同维持着口腔的健康。在某些诱发因素的影响下，大量生长的念珠菌会打破口腔平衡状态，造成感染的发生。因此，治疗的措施是杀灭口腔内过多的念珠菌，使口腔再次恢复平衡的环境。常用的药物有制霉菌素等，但需要在医生的指导下规范用药。此外，念珠菌的生长环境喜酸恶碱，所以在抗念珠菌治疗的同时，家长可以用碱性的小苏打水轻轻擦拭孩子的口腔，双管齐下，一方面把已经生长的念珠菌杀灭，另一方面可以抑制念珠菌的过度增殖，从而达到根治的目的。

15. 孩子得了鹅口疮，妈妈应该怎么做？

医生还告诉艳艳，发现孩子得了鹅口疮，除了让孩子在口腔黏膜病科进行规范治疗外，在家里也要做好护理，才能达到良好的效果。

孩子得了鹅口疮之后，母乳喂养的妈妈应在孩子口腔用药治疗的同时给自己的乳头上药，喂奶前后都做好乳头的清洁。如果孩子不愿直接吸吮妈妈的乳头，可以在清洁后用吸奶器等把奶水吸出来，用清洁的小勺喂给孩子。对于需要长期使用抗生素或糖皮质激素的孩子，家长要和相关科室医生协商药物及剂量的调整，同时鼓励孩子多喝水，适量吃流质或半流质的食物。

一旦得了鹅口疮，孩子受罪家长心疼，做好预防是很重要的。患有真菌性阴道炎的准妈妈们在生产前要积极治疗疾病，切断传染途径。婴幼儿进食的餐具清洗干净后应再蒸10~15分钟。哺乳期的妈妈在喂奶前应用温水清洗乳头，并注意个人卫生，勤洗澡、常换内衣、剪指甲，每次抱孩子前都要洗手。婴幼儿的被褥和玩具要定期拆洗、清洁和晾晒。孩子的洗漱用具应尽量和家长的分开，并定期消毒。孩子应经常进行一些户外运动，提高机体的抵抗力。在幼儿园过集体生活的孩子，用具一定要分开，不可混用。

16. 孩子的鹅口疮停药后又复发了，该怎么办？

艳艳在医院拿完药回家后，按照医生说的每日给孩子用药，3天后发现孩子嘴里的白膜好了很多，基本上看不到了。艳艳心疼孩子每天都要用这么多药，认为病好了，药就不必再用了，于是便把医生的叮嘱抛到九霄云外，给孩子停了药。好景不长，一段时间后孩子嘴里的白膜又出现了，看起来比上次还严重。艳艳赶忙再次来到口腔黏膜病科。医生询问了相关情况后，耐心地强调道，规范用药非常重要，需要严格执行医嘱，即使发现孩子病情好转，也不能贸然停药，否则疾病很容易复发。

一般来说，局部使用制霉菌素和小苏打水是治疗鹅口疮最有效和安全的方法，用药周期至少为 7 天。通常连续使用 2~3 天症状即可消失，但此时一定不能停药，还应坚持用药 1~2 周，巩固效果。

虽然大多数孩子经过规范治疗，鹅口疮可较快痊愈；但少数情况下，如果孩子伴有免疫状态异常等全身系统性疾病时，疾病经过治疗（5~7 天）后情况不但没有改善，反而越来越严重，如发现口腔黏膜上的白膜向咽部以下蔓延时，应及时送医院治疗，以防发生呼吸困难等严重并发症。

（闫志敏）

17. 嘴里发红、疼痛和我的假牙有关系吗？

刘大妈在口腔医院做了一副假牙后生活得到很大改善，很满意。可是一段时间后，刘大妈发现嘴里假牙覆盖的地方总是红红的，还很痛，甚至都没法好好吃饭了，非常痛苦，怀疑自己得了口腔癌。于是她来到口腔黏膜病科咨询。医生详细检查后告诉她是得了义齿性口炎（图 2-3）。这是口腔念珠菌感染的一种特殊类型，常见于长期配戴活动假牙的人。

念珠菌可以在健康人群的口腔中检出，通常情况下不会对机体产生影响，在某些诱发因素的作用下，致病形态的念珠菌大量增殖并造成感染。活动假牙就是局部诱发因素之一。目前常用的活动假牙基托

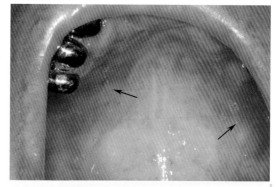

图 2-3　义齿性口炎（箭头示）
（北京大学口腔医院供图）

材料容易引起念珠菌的黏附，而且配戴假牙后患者口腔唾液流速减慢，冲刷能力减弱，更加利于念珠菌的附着。其次，活动假牙的基托与口腔黏膜紧密贴合形成负压，造成了食物碎屑和微生物易聚集的微环境，假牙下方的软组织长期承受较高的压力造成黏膜角质层变薄易受致病念珠菌的侵袭而发生感染。因此，如果长期使用活动假牙的患者口腔出现发红、疼痛等症状时，不要慌张害怕，需及时到医院就诊，接受正规治疗。

18. 得了义齿性口炎还能戴假牙吗?

听了医生的解释，刘大妈稍微松了一口气："既然我的病是由于戴假牙造成的，那我现在就不能戴了吧?"这个答案是肯定的。由于念珠菌易黏附在假牙基托表面，建议患者在治疗期间尽量减少活动假牙的配戴。如有可能，仅在吃饭的时候戴，每次饭后摘下，清理干净后浸泡于碱性的小苏打水或假牙清洁剂中。夜间入睡时唾液分泌减少，清洁能力降低，所以睡前一定要将假牙摘下浸泡在小苏打水或假牙清洁剂中。另外还需要注意饮食，因为造成义齿性口炎的主要致病菌——白色念珠菌在酸性的环境里容易增殖，而在碱性环境中则不易生长，这就需要营造偏碱性的口腔环境。甜腻的食物在口腔中发酵易产酸，治疗期间，应尽量避免进食过甜过腻的食物，比如蛋糕、点心、糖果和巧克力等，同时饭后配合使用小苏打水漱口。

19. 得了义齿性口炎应该怎么清理假牙?

义齿性口炎发生时，除了积极配合医生用药进行抗真菌治疗外，还应合理清洁活动假牙，这对于治疗和预防义齿性口炎的发生至关重要，只有有效地清除假牙表面的菌斑才能维护口腔黏膜组织的健康。医生询问刘大妈平时都是如何护理假牙，刘大妈自信地说每次饭后都拿牙膏和硬毛牙刷用力刷洗假牙，清理得很干净。医生连连摆手说道："这个方法其实是错误的，因为硬的刷毛和牙膏里的摩擦剂会磨损基托表面，使其变得粗糙从而有利于念珠菌的附着。比较理想的清洁方式是选用较软的牙刷蘸清水清洁假牙基托，然后再浸泡于小苏打水或假牙清洁剂中。要记住浸泡假牙的溶液需要每日更换，不能重复使用。"刘大妈这才恍然大悟，原来自己一直都在错误地清洁假牙，连忙向医生道谢。回家之后，按照医生的建议规范用药和清洁假牙，果然一段时间之后，口腔的症状逐渐减轻了。

20. 青壮年嘴里起了白膜要紧吗？

36岁的张先生一向身体健康，最近一段时间出现体重减轻、不明原因的低热，且总有疲倦乏力的感觉，起初以为自己只是工作太过劳累造成的，休息几天就会好，就没有当回事。可是某天他的嘴里突然起了大片的白膜，像雪花一样遍布整个口腔，很难擦掉，还有黏涩、口干的感觉，于是他急忙到口腔黏膜病科就诊。医生检查后，询问张先生之前是否有过输血、吸毒或发生过高危性行为。张先生有点懵，自己只是患了口腔疾病，医生为什么要问这些问题？

实际上，医生的问题对于疾病的诊断是很关键的。青壮年人群口腔里起白膜很大可能是罹患了假膜型念珠菌病。它是口腔念珠菌病的一种亚型。此类患者多伴有全身诱发因素，比如长期大量使用抗生素或糖皮质激素，肿瘤患者术后接受放疗、化疗等，或伴有其他免疫功能低下的疾病史，这些因素容易引起口腔菌群失调从而发生念珠菌感染。排除了以上因素，如果年轻人口腔出现白膜时，需要考虑人类免疫缺陷病毒（HIV）感染，即艾滋病。约60%~70%的艾滋病患者会发生口腔念珠菌感染，多表现为乳白色绒状伪膜，似凝乳样，较难被擦去。此类患者的口腔症状常早于全身症状出现。因此如果年轻人出现了此类口腔症状，且自身属于艾滋病高危人群

二维码2-2 假膜型念珠菌病
（北京大学口腔医院供图）

（如同性恋、有输血史、吸毒）或与高危人群有性关系，需要提高警惕，及时去医院就诊治疗。听完医生的解释，张先生解开疑惑，听从医生的建议进行了相关检查。

21. 口腔念珠菌病会传染给其他人吗?

最近王大妈总是感觉嘴里不舒服，在口腔黏膜病科经过医生检查后，才知道自己得了口腔念珠菌病，通过规范治疗是能够控制的。王大妈告诉医生，自己现在跟家人一起住，很担心这个病会传染给其他人，尤其是自己的小孙子。

医生告诉她，念珠菌属于条件致病菌，在健康人群的口腔中可以分离出来。不过正常情况下，念珠菌并不致病。出现念珠菌感染需要满足两大条件：宿主免疫障碍或抵抗力减弱和致病形式的念珠菌大量增殖。因此口腔念珠菌病是否会传染给他人，答案也不是绝对的。念珠菌会通过唾液传播，不过健康人群对口腔念珠菌存在抵抗力，正常的社交是不会造成传染的。但是在接触婴幼儿、老年人或其他免疫力低下的念珠菌病易感人群时，可能会造成交叉感染，需要提高防范意识。患者应注意不要与他们共用餐具和食物，采取分餐制，饭后应用开水烫洗自己的碗、碟、筷子。

（李春蕾）

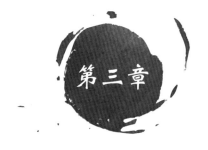

第三章

口腔黏膜变态反应性疾病

1. 为什么吃了感冒药之后，嘴巴突然烂了？

张女士是一名小学语文老师，3天前觉得头疼，以为自己感冒了，吃了感冒药后出现舌头、嘴唇溃烂、疼痛，无法正常说话。1年前张女士也出现过同样的情况，但是除了偶尔感冒以外，身体没有其他疾病。她感到很困惑，于是到口腔黏膜病科就诊。

医生根据张女士的情况分析，她很可能是对某种感冒药的成分过敏，医学上称为药物过敏性口炎。药物过敏性口炎是一种急性发作的疾病，通常由于对某种药物过敏，服用该药物后口腔黏膜出现异常反应，常表现为黏膜起水疱、大面积溃烂，疼痛明显。可能引起药物过敏性口炎的常见药物包括解热镇痛药、安眠镇静药、磺胺类药、抗生素类药、某些中草药等。

**二维码 3-1 药物
过敏性口炎**
（空军军医大学第三附属
医院供图）

2. 每次服药后，唇部为什么会溃烂发黑？

　　小李是一名在校大学生，今年 20 岁，因为吃了感冒药后嘴唇溃烂，并且周围皮肤发黑。小李这种情况已经出现了 4 次，每次都发生在感冒吃药之后，要 10 多天才能好，但是嘴唇的黑色一直没有褪下去。小李身体一直很好，还是班里的运动健将，可嘴唇反复出现这样的情况让他非常郁闷。

　　像小李这样，在同一部位、以同一形式反复发生的药物过敏反应称为固定性药疹（图 3-1）。固定性药疹好发于唇部及口周皮肤，除口腔黏膜的充血、糜烂外，可伴有唇部和口周皮肤的色素沉着。常见的引起固定性药疹的药物与引起药物过敏性口炎的药物相似。得了固定性药疹后，首先要找出可疑的致敏药物，并立刻停用，同时需进行抗过敏治疗。病损通常在10 天左右消退，但会遗留色素沉着。为了避免再次发作，在今后生活中，要注意避免使用和接触导致过敏的药物。

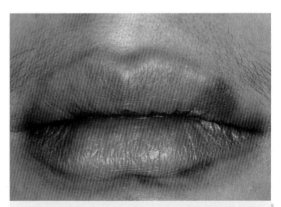

图 3-1　固定性药疹（非特指该病例）
（空军军医大学第三附属医院供图）

3. 为什么换了口红后，嘴唇就烂了？

　　王女士是个爱美人士，最近朋友给她带了一支新款的口红。她满心欢喜地开始用，可之后接连几天出现了嘴唇溃烂，并且又疼又痒，非常难受。她还责怪朋友是不是买了假冒伪劣产品，随后到口腔黏膜病科就诊。医生通过问问病史和检查，告诉她是对这种口红过敏，俗称口红病，属于接触性口炎。

　　口红的主要成分是羊毛脂、蜡质和染料等，不同口红的成分也有差异，过敏体质的人接触到其中某些特殊成分时可能引起过敏反应。因此，当涂抹口红后出现类似王女士这样嘴唇瘙痒、疼痛及溃烂的情况，应立即洗净停用，到口腔黏膜病科就诊。并且，在今后生活中也应尽量少涂抹口红，避免再次出现唇部过敏。

4. 吃了虾或芒果之后，为什么嘴巴会突然发红、溃烂呢？

小郑是一个典型的吃货，每逢节假日，都少不了与好友聚餐。可她的朋友发现，小郑从不吃虾和芒果。小郑解释道："我也很无奈啊，以前好几次吃了虾或者芒果，嘴唇就肿起来，周围皮肤发红，有时候嘴里也会烂，又疼又痒，特别难受。"后来她去医院就诊才知道，这是一种过敏性疾病，叫接触性口炎。部分人群是过敏体质，当口腔黏膜接触到过敏原后，可引起黏膜肿胀、溃烂、起水疱等。常见的过敏原包括义齿修复材料、食物、香料、糖果、牙膏、唇膏等。在生活中如果出现类似症状，应该尽快到医院就诊。若确诊为接触性口炎，在日常生活中应尽量避免再次接触可疑过敏原。

（何鹏飞）

5. 嘴巴突然溃烂伴有皮肤红疹是怎么回事？

王阿姨1周前突然出现嘴巴溃烂、疼痛，严重影响进食和言语，同时上、下肢皮肤出现红疹，瘙痒难忍。1年前王阿姨也曾发生过类似的情况。她很不解，这是什么病呢？于是到口腔黏膜病科就诊。

根据王阿姨的描述和医生的检查，她被诊断为多形红斑。多形红斑是一种急性炎症性疾病。临床上往往不能找出明确的病因，发病可能与病毒、细菌、真菌感染有关，又或者是因为接触某些药物、食物、花粉等（图3-2）。一般可分为轻型和重型两种，轻型只限于黏膜和皮肤，是临床上最常见的类型，可表现为口腔黏膜充血水肿，大面积糜烂，伴有明显的疼痛症状，皮肤的典型损害常为对称分布的红斑。经正规系统治疗后，口腔及皮肤病损约1~2周愈合，不留瘢痕，预后良好。重型累及全身多系统、多器官，不仅治疗困难，而且病程较长，多需要住院治疗。有极少数病例因继发感染或内脏并发症而死亡。角膜发生溃疡者，有时可导致失明。因此，当出现类似情况时，切勿自行诊治延误病情，应及时到医院进行专业诊疗。

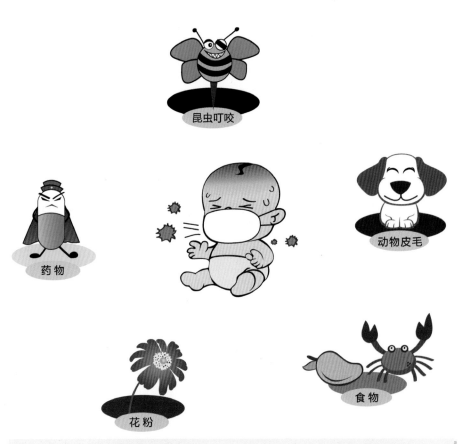

图 3-2 可疑过敏原

（绘图：刘冬娟 王永恒）

6. 多形红斑会传染吗？能根治吗？

目前，尚无证据表明多形红斑具有传染性。多形红斑的治疗应首先停用可疑药物或停止接触可疑过敏原。药物治疗以糖皮质激素和抗过敏药物为主，可治愈，但要注意避免复发。建议患者记录生活日志，如饮食、药物、遭受寒冷刺激、精神紧张、病毒感染等，总结每次都是在什么样的因素下导致多形红斑的发生，还可以进行过敏原的检测，以明确诱发因素，以后避免接触类似因素可有效减少多形红斑的复发频次。

7. 嘴唇总是突然肿胀，过几个小时后又逐渐消退，是什么原因？

小张今年 28 岁，是一名公司职员，平素身体状况良好，单位定期体检各项指标都正常，但近 2 年曾多次出现嘴唇肿大，1~2 个小时后会逐渐消退。曾到当地医院就诊，被诊断为血管性水肿，用抗过敏药治疗效果不错，但容易复发。后来也做过过敏反应试验，但未检查出明确的过敏原。为此，小张很焦虑，什么是血管性水肿呢？

血管性水肿是一种过敏性疾病。常见的诱因有食物、药物、精神因素、寒冷刺激、动物的皮毛、花粉等，但部分患者可能找不到明确的诱因。血管性水肿表现为突然出现的局部肿胀（图3-3），一般持续数小时或数天，大部分患者有反复发作史。本病可见于任何年龄，但以青年居多。常发生于嘴唇、脸颊、眼睑、咽喉等部位，除

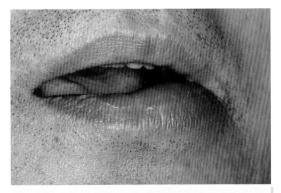

图 3-3　血管性水肿
（中国医科大学附属口腔医院供图）

了肿胀或灼热感外，一般无疼痛、发痒等异常感觉，但如果发生在舌根或咽喉部位时可能导致呼吸困难，对生命安全构成一定威胁，应及时就诊。

血管性水肿的治疗首先要寻找并尽量排除致敏因素。症状较轻者可自行消退，以观察为主，必要时给予糖皮质激素、抗过敏药物等。如有呼吸困难应及时就诊，密切观察病情变化，配合医生作好抢救准备，必要时医生会行气管切开。

8. 得了血管性水肿后要注意什么?

血管性水肿的患者应注意排查可疑过敏原。建议患者记录生活日志，还可进行过敏原的检测，以寻找可疑诱发因素。常见的诱因有：食物（如鱼、虾、蟹、蛋类、奶类）、药物（如磺胺类）、感染因素（如细菌感染）、精神因素（情绪激动）、物理因素（如寒冷刺激）、花粉、动物的皮毛、昆虫叮咬等。如能明确诱因，以后避免接触类似因素可有效减少血管性水肿的复发频次。

（刘东娟）

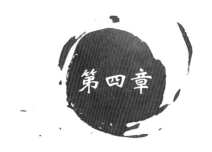

第四章

口腔黏膜溃疡类疾病

1. 孩子才 4 岁就开始反复起溃疡，是因为遗传吗？

有一天，年轻的爸爸和妈妈带着女儿到口腔黏膜病科看口腔溃疡。医生和孩子家长简单交流了孩子发病的情况，得知小女孩 4 岁，从 3 岁开始口腔经常起溃疡，每次 1~2 个，米粒大小。每当溃疡处碰到咸味的食物，小女孩会疼得眼泪都要流出来。几天后溃疡虽然能长好，但过不了多久又会出现。医生问："爸爸和妈妈是否有口腔溃疡的情况？"妈妈回答："我也有类似的情况。"但妈妈很困惑，问医生："难道反复发生的口腔溃疡会遗传吗？"

从这名小女孩的病情看，她患的是复发性阿弗他溃疡，是口腔黏膜病科最常见的疾病之一。这种溃疡的确有一定的遗传倾向。例如，父母同时有复发性阿弗他溃疡的，其子女得复发性阿弗他溃疡的概率会高一些。然而，复发性阿弗他溃疡虽然具有遗传倾向，但不会一定发病。遗传背景加上某些诱发的外部因素才会引起口腔溃疡反复发作，如进食不健康的食品、挑食、偏食、睡眠时间缺乏、精神紧张、牙病以及口腔黏膜受到创伤等。总之，一般认为，复发性阿弗他溃疡的发生是多种因素综合作用的结果。因此，针对这些诱因采取针对性的预防措施，有利于降低其发作频率。

2. 消化不好，经常便秘，跟口腔溃疡有关吗？

　　某中学生因口腔溃疡频繁发生到口腔黏膜病科就诊，医生经过病史询问和检查，初步确定他患了复发性阿弗他溃疡，并给他开了药。中学生临走前问："医生，我平时还需要注意什么？"医生特别嘱咐他养成每天定时大便的习惯，保持大便通畅。这位中学生想起来自己2~3天大便一次，并且比较干结，但他一时很难把口腔溃疡和便秘联系起来。

　　长期的临床经验表明，复发性阿弗他溃疡与胃溃疡、十二指肠溃疡等各种消化道疾病或消化道功能紊乱密切相关。便秘是人群当中常见的一种消化道功能紊乱，主要是指排便次数减少、粪便量减少、粪便干结、排便费力等。长期便秘的人，肠内容易积聚有害气体，造成肠道充盈，影响肠道静脉回流，使消化功能出现障碍。此外，还可能引起上腹部饱胀不适、食欲减退、心烦意乱。这不仅妨碍营养的吸收而导致复发性阿弗他溃疡，也会因为情绪障碍而加重复发性阿弗他溃疡的发生。

3. 经常起溃疡，每次都是经期复发比较频繁，是什么原因？

　　某女青年患口腔溃疡多年。多年的经验告诉她，每次口腔溃疡发作都在月经来临之前。尽管她有这样的经验，但她心中始终纠结，每次起口腔溃疡都是经期复发比较频繁，是什么原因呢？有一天，她带着疑问到口腔黏膜病科找医生咨询。医生根据她的情况，开了女性激素的化验项目。结果显示：性激素分泌异常。经过针对性治疗后，她的口腔溃疡复发情况得到明显改善。

复发性阿弗他溃疡（图4-1）通常在女性多见，部分女性常在月经前或者月经期发作，而在妊娠期或哺乳期症状消失或好转。这种现象的发生多被认为与月经前性激素水平的变化有关。性激素很可能以多种方式影响机体免疫系统平衡，由此可能引发口腔溃疡。因此，建议与月经周期相关的女性复发性阿弗他溃疡患者，不妨去医院查一查血液中的性激素水平。

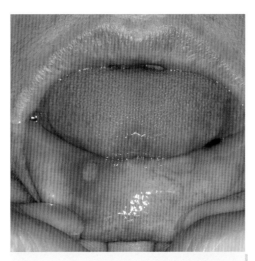

图4-1　右下唇、舌尖复发性阿弗他溃疡
（上海交通大学医学院附属第九人民医院口
腔黏膜病科供图）

4. 孩子每次临近学期大考，口腔溃疡就很严重，是因为太紧张吗？

如今，家有高三考生，考生忙、全家忙成为一种社会现象。这不，一位高中生的母亲替孩子向医生咨询，她的孩子每次临近学期大考，口腔溃疡就很严重，是因为太紧张吗？

一般来说，高三毕业班的学生面临升学压力，精神较为紧张，复发性阿弗他溃疡在这一特定人群中经常发生。考试是思想高度集中、精神高度紧张的一件事，可能引起学生行为和心理状态的改变。考前学生处于应激状态，除了承受大量复习负担之外，还要承受心理方面的压力，由此产生紧张、焦虑等不良情绪。目前已有不少研究证明，紧张、焦虑等不良情绪和心理应激状态是诱发复发性阿弗他溃疡的重要因素之一。

5. 口腔溃疡反复发作，与咬伤口腔黏膜有关吗?

53 岁的何先生因口腔溃疡自十几岁起反复发作至今而到口腔黏膜病科就诊。他向医生倾诉了自己的困惑：每当牙齿不小心咬伤口腔黏膜时，就会引起小红点，然后变成溃疡，1~2 个星期才能完全愈合。为什么口腔一碰破皮就容易起溃疡呢?

从何先生的病情来看，他患的是复发性阿弗他溃疡，这种口腔溃疡的病因尚未明确。牙齿咬破口腔黏膜等创伤性因素会造成口腔黏膜的局限性缺损和抗菌能力减弱，此时细菌容易附着在破损的口腔黏膜处从而引起继发感染，诱发溃疡。口腔溃疡初起时，黏膜充血、水肿，也就是何先生所说的小红点，而后很快出现大小不等的溃疡，直至 1~2 个星期才能长好。因此，复发性阿弗他溃疡患者应养成细嚼慢咽的习惯，进食带骨头、带刺以及油炸的食物时要特别小心，以免造成口腔黏膜损伤而引发溃疡。

（唐国瑶）

6. 小区里有人得口腔癌去世了，我嘴巴经常烂，是不是也得了口腔癌?

老李听说小区里的邻居因为口腔癌去世了，联想到自己口腔里也反复发生溃疡，心中害怕，担心是否自己也得了口腔癌。于是，他去口腔黏膜病科咨询。

医生告诉老李，其实口腔溃疡是个很大的概念，包括很多种不同类型的口腔疾病，但是绝大部分口腔溃疡都是良性的。平常所说的口腔溃疡，指的是复发性阿弗他溃疡（图 4-2）。复发性阿弗他溃疡的特点是反复发作，但

是可以自行愈合，发作的时候会有
明显的疼痛，但是愈合后大多和正
常黏膜没什么区别。单个复发性阿
弗他溃疡的周期一般持续 1~2 周，
但不同位置的溃疡可以此起彼伏，
整个疾病的周期可能长达几个月甚
至几年。

　　需要注意的是，如果同一个位
置的溃疡长期存在，时间超过 1 个
月以上，即使疼痛感不明显，也应
当及时就医，以便排除口腔癌的可
能性。

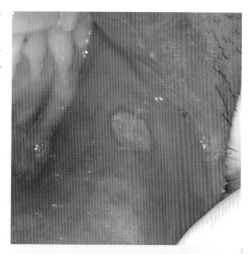

图 4-2　左下唇口角区复发性阿弗他溃疡
（上海交通大学医学院附属第九人民医院
口腔黏膜病科供图）

7. 反复起大溃疡，有时候持续一两个月，会不会发生癌变？

　　小赵口腔内经常起溃疡，而且溃疡常像指甲盖那么大，非常痛，需要
吃止痛片缓解，持续时间也很长，甚至 1 个月都不好，很影响生活。他听说
如果溃疡持续时间超过 1 个月，就有可能是口腔癌，所以非常担心，生怕自
己也得了口腔癌。

　　小赵带着疑惑来到口腔黏膜病科，医生告知
他得了重型复发性阿弗他溃疡，并没有发生癌变。
复发性阿弗他溃疡与恶性口腔溃疡是有明显区别
的。复发性阿弗他溃疡没有固定的发作位置，每
次发作的部位都可不同。单个溃疡每次发作的时
间一般不超过 2 周，极少数重型的溃疡可以超过
1 个月。复发性阿弗他溃疡即使不治疗，一般也
可自行愈合。而恶性口腔溃疡恰恰相反，其位置

**二维码 4-1　左侧软腭、舌
腭弓、扁桃体窝、咽腭弓
重型复发性阿弗他溃疡**
（上海交通大学医学院附
属第九人民医院口腔黏膜
病科供图）

固定，持续时间长，而且没有自行愈合的倾向。另外，复发性阿弗他溃疡通常疼痛非常明显，而恶性口腔溃疡疼痛一般不是非常明显。

小赵听了医生的解释后不再紧张，并积极配合医生进行治疗。2周后，小赵前往医院复诊，医生检查后发现小赵的溃疡已经完全愈合。

8. 得了口腔溃疡是不是都需要切一块化验呢?

对于大多数口腔溃疡而言，有经验的口腔黏膜病科医生可以通过病史和临床表现加以诊断，比如复发性阿弗他溃疡的临床表现特点是溃疡边缘充血发红、溃疡面可以看到黄白色的假膜、溃疡可能略微凹陷、溃疡疼痛明显，并且溃疡位置不固定、边界和外形比较规则、持续时间较短、有自行愈合的倾向。对于这种类型的溃疡，是没有必要进行切片检查的。

但如果出现了以下情况，医生就会建议对口腔溃疡进行切片检查，如口腔溃疡表现为增生或隆起，外形不规则，而且持续时间较长（通常持续存在2个月以上），疼痛不明显，没有自行愈合倾向。这种类型的口腔溃疡就需要进行切片检查，以明确诊断并指导治疗。另外，有些口腔黏膜溃疡经过一段时间的治疗，效果不佳，也需要进行切片检查。

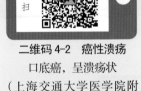

二维码 4-2　癌性溃疡
口底癌，呈溃疡状
（上海交通大学医学院附属第九人民医院口腔黏膜病科供图）

9. 为什么得了口腔溃疡，医生要问眼睛和生殖器的情况?

李女士今年30岁，最近半年口腔溃疡反复，疼痛难忍，因此去口腔黏膜病科就诊。奇怪的是，医生在问诊的过程中，不但详细询问了她关于口腔溃疡的问题，还询问了眼部和生殖器方面的病史。这让李女士感到很害羞和不解，明明是口腔溃疡，为什么医生会问眼睛和生殖器的情况呢？

其实，口腔黏膜病科医生询问口腔溃疡患者眼睛和生殖器的情况，是为了鉴别另一个重要的疾病——白塞病，也叫口－眼－生殖器三联征。白塞病是一种发病率较低的系统性自身免疫性疾病。几乎所有的白塞病患者都会有类似复发性阿弗他溃疡的表现，并且口腔溃疡是该疾病的首发症状。此外，该疾病还会出现外阴溃疡、眼部炎症、皮肤病变等症状。

所以，对于口腔黏膜病科医生而言，要鉴别白塞病和复发性阿弗他溃疡，会仔细询问患者的病史，作出正确的诊断。

（王宇峰）

10. 听说多吃猕猴桃能治口腔溃疡，我吃了 1 周怎么还不好？

王大爷经常起口腔溃疡，去口腔黏膜病科就诊，被诊断为复发性阿弗他溃疡。他听说猕猴桃富含维生素 C，能治疗口腔溃疡，但是他每天吃 5 个猕猴桃，连续吃了 1 周，口腔溃疡仍不见好转，王大爷不禁问，为什么呢？

目前，复方性阿弗他溃疡的发病原因还不明确，国内外还没有根治复发性阿弗他溃疡的特效办法。因此，这一疾病的治疗是以控制症状为主，也就是说医生的治疗目的是减轻患者的疼痛、促进溃疡愈合、延长复发的间隔时间。猕猴桃富含维生素 C，适量的维生素 C 对人体健康有好处，并能促进创面的愈合，但复发性阿弗他溃疡是一种多因素的疾病，不能仅靠食用猕猴桃来治疗。因此，如果得了复发性阿弗他溃疡，还是建议大家到正规医院的口腔黏膜病科就诊咨询。

11. 维生素 B 能治疗口腔溃疡吗？

李奶奶 76 岁了，从 30 岁左右开始就容易犯口腔溃疡，口腔黏膜病科医生诊断她得了复发性阿弗他溃疡。李奶奶向医生咨询，听别人说吃维生素 B

能治疗口腔溃疡，为什么她服用了 1 周，溃疡还是很疼，不见明显好转呢？

医生解释道，复发性阿弗他溃疡的病因还不明确，目前还没有证据表明 B 族维生素缺乏会导致其发生。B 族维生素中有不少种类是人体必需的维生素，具有重要的功能，但是 B 族维生素并不能治疗复发性阿弗他溃疡。复发性阿弗他溃疡具有自我愈合的特点，一般需要 7~14 天可以好转。倘若口腔内的溃疡长期不愈合，应及时去正规医院的口腔黏膜病科诊治。

12. 中药可以治疗口腔溃疡吗？

周阿姨反复口腔溃疡发作，去医院就诊，得知自己得了复发性阿弗他溃疡。周阿姨比较相信中药的疗效。因此，医生给周阿姨开药的时候，她咨询医生，能否用中药治疗复发性阿弗他溃疡？

复发性阿弗他溃疡可以通过中医、中药治疗得到缓解。专业的中医科医生可以根据中医病机（病因）采用辨证施治（对症下药）的方剂来治疗复发性阿弗他溃疡。包括具有良好抗炎作用的口服中成药，各种止痛、促进溃疡愈合的散剂，各类具有缓解复发性阿弗他溃疡症状的汤药。此外，针灸也可作为缓解复发性阿弗他溃疡的辅助治疗手段。

13. 得了溃疡就输液和吃消炎药，有必要吗？

小赵患复发性阿弗他溃疡有 6 年了，以前在老家的时候，每次复发到小诊所就诊，医师总是让他输抗生素补液或者口服头孢、红霉素这类抗生素。小赵来到省会工作后又有口腔溃疡复发，到医院口腔黏膜病科就诊后，他问接诊的医生，有必要每次口腔溃疡复发都输液或者吃消炎药吗？

医生告诉他，完全没有必要每次溃疡复发都输液、吃消炎药。第一，复发性阿弗他溃疡的病因还不明确，细菌感染与该疾病的关系还不明确。第二，复发性阿弗他溃疡的治疗以针对疾病的症状为主，主要目的是减轻患者的疼痛、促进溃疡的愈合、延长复发的间隔时间、减少复发、提高患者的生活质量。因此，复发性阿弗他溃疡的患者完全没有必要每次溃疡复发都使用抗生素。除非患者在复发性阿弗他溃疡的基础上又有细菌感染的情况，医生才会根据细菌感染的严重程度选择给患者口服或者静脉使用抗生素。

14. 得了复发性口腔溃疡，需要忌口吗？

钱女士长期反复发生口腔溃疡，到口腔黏膜病科就诊后得知自己得了复发性阿弗他溃疡，钱女士回想起自己平时喜欢吃辛辣刺激的食物，比如麻辣火锅、烧烤，每次吃完就比较容易复发口腔溃疡，所以她咨询医生，得了复发性阿弗他溃疡需不需要忌口，有哪些东西不能吃？

医生告诉她，得了复发性阿弗他溃疡不需要特别忌口，但吃的方法很重要。平时要注意避免食用粗糙、坚硬、尖锐的食物，因为这些食物容易划破口腔黏膜，导致有复发性阿弗他溃疡病史的患者更容易复发。比如，日常生活中要避免直接进食瓜子、核桃等炒货，可以选择磨碎这类坚硬食物后再进食。螃蟹、鱼、虾的硬壳、芒刺也不建议在嘴里直接咀嚼，最好把这类食物的肉剔下来再食用。同时还要避免太烫的食物，比如火锅、烧烤，因为这些食物同样会造成口腔黏膜损伤。此外，进食这类食物时，等它们凉一些，即温度降低后再进食。最后，医生还提醒要保持营养均衡、饮食清淡，少吃烧烤、腌制、辛辣的食物，保持规律的进餐习惯。

15. 平时生活中需要注意什么才能让溃疡少发作？

小王是公司的销售人员，他有复发性阿弗他溃疡的病史，每次复发都有明显的疼痛，影响他与客户的交流，因此他积极配合医生治疗，病情得到了控制。他还向医生咨询，平时生活中需要注意什么能减少溃疡复发？

目前，还没有办法根治复方性阿弗他溃疡，但是以下方法可以帮助预防溃疡复发：

（1）避免进食粗糙、过硬（膨化、油炸食品，炒货及水产的硬壳、芒刺）和过烫的食物，保持营养均衡、饮食清淡，少吃烧烤、腌制、辛辣的食物，保持规律的进餐习惯。

（2）保证充足的睡眠时间、提高睡眠质量。保持精神乐观，避免情绪焦虑。

（3）养成每天定时排便的习惯。如果有便秘，可以多吃富含膳食纤维的食物（如粗粮等），适当活动，必要的时候可以使用通便的药物。

（4）口腔内的烂牙要尽快治疗或者拔除，损坏的或者不合适的假牙要尽快修复或者重做，避免损伤口腔黏膜。此外，还要保持良好的口腔卫生。

16. 嘴里的大血疱可以自己弄破吗？

小王平时喜欢吃烧烤，经常把嘴里烫出小血疱，他没有在意。一天晚上吃完夜宵烧烤后，右舌边缘出现了1个一元硬币大小的血疱，这可把小王吓坏了，第二天赶紧去口腔黏膜病科就诊。医生告诉他这是创伤性血疱。小王向医生咨询："这样的大血疱可以自己弄破吗？"

医生向小王解释道，创伤性血疱是由于食用过烫、咀嚼大块干硬食物或吞咽过快擦伤口腔黏膜造成的，例如昨晚小王吃的烧烤。除此之外，大块的饼干、火锅等食物都有可能引起创伤性血疱。由于口腔内的大血疱还要与一些血液系统疾病鉴别，比如血小板减少性紫癜。因此，不建议患者出现口腔血疱后自行弄破，以防出现出血不止的情况。正确的处理流程应该是先进行必要的血液检查，待排除血液系统疾病后，可以由医生抽取疱内的血液，或者刺破疱壁放去瘀血。

二维码 4-3　创伤性血疱
右舌缘创伤性大血疱
（上海交通大学医学院附属第九人民医院口腔黏膜病科供图）

医生给小王作了血液检查，排除了血液疾病后，刺破疱壁放去瘀血，还给他用了有防腐、消毒、止痛作用的漱口水，不到 1 周小王的舌头就完全恢复了正常。

17. 装了假牙后，左边脸颊怎么老是溃疡？

张大爷 2 个月前在小摊儿上装了假牙，假牙时常摩擦左边颊黏膜引起不适，最近左颊还出现了溃疡，已经 1 个月没有愈合了。于是，张大爷来到了口腔黏膜病科就诊。

医生告诉张大爷，他嘴里的溃疡不是普通的溃疡，是创伤性溃疡，是由小摊儿上装的不合适的假牙长期压迫、摩擦造成的，必须尽快去除这种不良修复体。如果延误了诊治，任由其发展，是有可能发生恶变的。除了不合适的假牙，口腔里的残根（牙齿折断或蛀坏后遗留的牙根）、残冠（牙齿部分折裂或蛀坏后遗留的牙齿）也可能引起创伤性溃疡。希望大家引起重视，装假牙要去正规医院，嘴里的残根、残冠要尽快拔除。

二维码 4-4　左颊黏膜
创伤性溃疡

左颊黏膜创伤性溃疡，形态与左下后牙不良修复体吻合，边缘轻度隆起，色泽灰白
（上海交通大学医学院附属第九人民医院口腔黏膜病科供图）

医生立即去除了张大爷嘴里的不良修复体，还给他用了消炎、防腐的散剂。2 周后张大爷复诊，检查发现嘴里的溃疡完全愈合了。

18. 牙痛了用白酒漱口止痛，怎么嘴里都烂了？

李先生夜里牙痛难忍，听说用白酒漱口能止痛，于是他用高度白酒含漱，非但牙痛没有缓解，而且还感觉两颊与腭部烧灼样疼痛。第二天，李先生晨起后疼痛仍然没有缓解。于是他照镜子自行检查，发现两颊和腭部都变白了，有的地方还掉了皮，碰一下就疼得厉害。李先生立刻去口腔黏膜病科就诊。

医生告诉李先生，他用高度白酒漱口导致了口腔黏膜的创伤性溃疡，属于酒精灼伤，即化学灼伤性溃疡。牙痛应该到正规医院的口腔科就诊，而不是用含有大量酒精的高度白酒漱口。李先生听后后悔不已，表示以后再也不敢听信民间谣言了。

19. 复发性口腔溃疡能不能根治？

小朱是高中英语老师，他经常反复起口腔溃疡，溃疡发作时疼痛难忍，影响生活质量，还影响到了小朱日常的授课及教学工作，因此小朱非常痛苦，找医生咨询这病能不能根治。

小朱老师所患的疾病叫复发性阿弗他溃疡，顾名思义，这个疾病的一大特点就是容易复发，影响患者的生活质量。目前还没有办法根治此病，但该病还是能得到很好的控制，达到减轻疼痛、促进愈合、减少复发从而提高生活质量的目的。

（施琳俊）

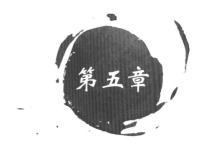

第五章

口腔黏膜大疱类疾病

1. 口腔黏膜上长大水疱还能移动是怎么回事？

张某，女，39岁，在周三的早上走进了口腔黏膜病科，告诉医生她的牙龈在近半年内反复起大水疱。有时用手按压时，大水疱还能移动。有时吃点干馍片嘴里就会出现大水疱。这些大水疱在1~2天内会发生溃烂，并且疼痛，影响吃饭，让她非常苦恼。

医生检查发现，她的右侧牙龈黏膜上可以看到大面积的溃烂，用消毒的棉签涂擦糜烂周围外观正常的口腔黏膜时，新的溃烂就出现了，而且用口腔探针可从溃烂边缘插入正常黏膜内。医生告诉张某她可能得了天疱疮。天疱疮是一种自身免疫性疾病，可在

二维码 5-1 天疱疮
（山西省人民医院口腔中心供图）

二维码 5-2 天疱疮（探针可从溃烂边缘无痛性地插入外观正常的黏膜）
（山西省人民医院口腔中心供图）

皮肤和口腔黏膜上同时出现大水疱，最多见于40~60岁的人群，是一种严重可致死的慢性皮肤黏膜疾病。

2. 得天疱疮是因为我抵抗力低吗？

张某一听问医生："我得天疱疮是不是因为抵抗力低？"医生告诉她并不是。天疱疮是一种自身免疫性疾病。假设将免疫系统比作一个国家，抵抗细菌、病毒等的物质比作"政府军"，将细菌、病毒等有害物质比作"倭寇"。在正常情况下，国家因为有政府军打击倭寇可以保护百姓的和平安定。同理，免疫系统也是这样保持和谐的。但突然有一天，因为某些原因部分政府军把自己的子民当成了倭寇来打击。此时，这个国家就会处于混乱状态。同理，免疫系统的和谐也就遭到破坏，自身免疫性疾病就出现了。

3. 天疱疮会遗传给孩子吗？

张某听了又问道："那这种病是什么原因引起的呢？"医生告诉她，得这种病的原因和人体内某种特殊的基因变异有关系。

张某很担心："和基因有关？那我得了天疱疮会不会遗传给我的孩子呢？"医生告诉她，现在还没有明确的科学依据可以证明它具有遗传性。但是也有研究显示，相对于其他人群，患有天疱疮的父母其孩子得天疱疮的概率要高很多，且天疱疮的治疗效果与病情的严重程度和治疗的早晚有关。因此，患天疱疮的父母应该密切关注孩子的口腔黏膜健康状况。如果出现起大疱时，应及时到口腔黏膜病科就诊，早发现、早诊断、早治疗。

4. 天疱疮患者用药前为什么要作那么多检查？

即使怀疑得了天疱疮，在用药之前也还需要作一些检查。这是因为：

（1）所有临床上诊断为天疱疮的患者都需要进行活检明确诊断，因为有些疾病在临床表现上与天疱疮很相似，从肉眼上不能完全排除是否患有其他疾病，所以必须进行进一步的活检，以明确疾病的诊断，方可准确又合理地使用药物。

（2）目前治疗天疱疮的首选药物是糖皮质激素，虽然此类药物的应用大大降低了天疱疮的致死率，但其副作用仍然不容忽视。如果同时还伴有系统性疾病（如未控制的高血压、糖尿病、结核等），在使用糖皮质激素治疗时出现严重不良反应的风险更高。某些患有严重系统性疾病的患者可能还需要使用除糖皮质激素外的其他药物来控制病情。

因此，在激素用药前进行详细的检查，可以帮助医生了解患者的全身情况，制订更有利于患者的治疗方案。

5. 得了天疱疮，却害怕糖皮质激素的副作用，可以不吃吗？

张某听到又问："如果我的这些检查都没有问题，活检结果也确诊得了天疱疮，我可以不选择糖皮质激素来治病吗？听说吃激素对身体非常不好。"

医生解释道，其实糖皮质激素是维持生命的必需品，是模拟人体肾上腺皮质分泌的一种具有激素功能的药物，具有抗炎、抗过敏和抑制免疫反应等多种药理作用。不少人对糖皮质激素的第一印象就是副作用大，一听到药里有激素就产生抵触情绪，且部分患者具有"激素恐惧症"，一听要使用激素治疗就选择放弃正常治疗，反而最终会导致病情延误，有时甚至会威胁生命。

糖皮质激素对人体有副作用是毋庸置疑的。长期、大剂量使用糖皮质激素的患者可能会出现向心性肥胖，血压、血糖升高，胃溃疡，低钾血症，骨质疏松，股骨头坏死等不良反应。

但是，鱼与熊掌不可兼得。因为目前治疗天疱疮的首选药物以及效果最好的药物就是糖皮质激素，所以如果患者各项检查都没问题，医生还是会首选糖皮质激素来控制病情。据报道，自糖皮质激素用于治疗天疱疮后，其死亡率从75%下降至10%以下，大大提高了患者的生存率和生存质量。在整个治疗过程中，医生也会通过观察患者的血压、血糖、血钾等指标，对口服糖皮质激素引起的不良反应进行监测，并选择一些特定的药物来应对可能出现的不良反应。在尽可能减少不良反应的前提下，达到控制疾病的目的。

6. 激素治疗天疱疮过程中，加强运动能否防止长胖？

在天疱疮治疗的起始阶段，需要大剂量糖皮质激素的冲击治疗，才能快速有效地控制病情。在这个阶段，大部分天疱疮患者都会出现肥胖。但是，当病情得到很好的控制后（没有新的大水疱出现），医生就会开始逐渐递减糖皮质激素的用量，直到达到其维持用量（能维持患者口腔黏膜上没有新水疱出现的最小激素剂量）。只要患者能够严格按照医嘱进行糖皮质激素的减量，直到其维持用量，肥胖程度会逐渐减轻。如果再适当地控制饮食和适量运动，患者会逐渐恢复到原来的体重。

7. 得了天疱疮，服用糖皮质激素期间能不能怀孕？

张某不再担心使用糖皮质激素可能出现的暂时性肥胖问题后，又问道："医生，我最近还想要二胎，是不是使用了糖皮质激素就不能怀孕了？"

医生说，随着产科、风湿免疫科医疗水平的不断进步，天疱疮患者在使用药物治疗期间也是可以怀孕的。但是，患者需要注意：首先，病情要稳定1年或1年以上；其次，停用细胞毒免疫抑制剂半年以上，仅需要小剂量糖皮质激素治疗时才可以怀孕。在上述前提下，多数患者能安全地妊娠和生育，但持续使用糖皮质激素治疗会增加妊娠并发症（如妊娠期糖尿病等）发生的风险，因此，天疱疮患者在治疗期间如果怀孕，必须定期随访和及时调整用药。

8. 天疱疮患者觉得病情明显好转，能不能自行减量或停药？

过了一段时间，张某又来到了口腔黏膜病科，主治医生看到她后问："今天还没到复诊日期，您怎么来了？"张某回答："医生，前两天我出差去了，工作特别忙，有几天我就忘了吃糖皮质激素，出差回来后，我的黏膜上又开始出现大水疱了，赶紧来向您求助了。"

听到张某的回答后，医生告诉她，天疱疮患者切勿自行减量甚至是停药。糖皮质激素的使用必须要经历初始、减量、维持的阶段。

糖皮质激素属于皮质醇，它的摄入干预了身体内正常激素的调节，会增强身体内原有激素的抗炎及免疫抑制功能。如果突然降低其摄入量，身体内的激素水平因长期的药物依赖性不能立即达到正常值，更不可能达到治病的水平，就会使原先趋于稳定的状态变坏，甚至变得更难以控制（停药反应及反跳效应）。

如果擅自减量或者停药，一方面容易使原先较为简单的病情变得复杂，给医生的诊治增加困难；另一方面，对患者本人而言，会延长治病的时间，加重病痛，同时也会影响其生活并造成一定的心理负担。所以一定要按照医嘱、按要求服药，同时按要求定期来复诊。让医生根据病情来决定是否需要减量，减多少，或者是否可以停药。只有这样，才能使病情尽快地得到控制。

9. 天疱疮患者为什么每次复诊都要查血？

张某对于复诊时还要再次查血表示很不解，问道："为什么我第一次查过血，各项指标都正常了，复诊的时候还要再查？"

医生告诉她，天疱疮患者除了在治疗开始阶段的确诊性检查外，治疗过程中每个阶段都需要作治疗评估性检查。这么做是为了观察使用药物的不同阶段，患者体内的电解质、血糖、血脂等指标有无变化。例如：糖皮质激素会使体内的钠离子增多，钾离子减少，若不及时补钾，会造成低钾血症，或补钾过量会造成高钾血症，这些均可能引起神经肌肉功能障碍、心律失常等严重并发症。因此，医生会通过对血液中特定指标的监测来避免出现上述情况。与此同时，激素还会使服药者血糖、血脂升高，甚至可能造成动脉粥样硬化的发生。除此之外，糖皮质激素长期使用还会使机体较易发生感染，及时查血可以监测白细胞的数量进而采取一定的措施。

10. 天疱疮会复发吗?

相信很多人都很关注一个疾病是不是会复发的问题，毕竟治疗过程的冗长及痛苦不是别人能体会的。那天疱疮作为一种较严重的自身免疫性疾病会不会复发呢？答案是肯定的。

天疱疮患者因其黏膜较正常人对不良刺激更敏感及脆弱，所以医生一般会建议患者哪怕病损完全愈合，也要加强对黏膜的保护，坚持不吃刺激性食物，保持清淡饮食。一旦发现新的病损，应及时复诊，使病情得以控制。

11. 天疱疮治疗多久才能完全好?

病程的长短是由多种因素决定的。譬如常见的流行性感冒，其痊愈时间的长短跟一个人本身体质、对药物的反应及感冒的严重程度息息相关。同样，天疱疮病程的长短也和很多因素有关。首先，每个患者病情的严重程度不同，会因病变部位，病变部位面积的大小，有无溃烂、感染等因素在痊愈时间上有所不同。另外，每个人的身体状况也是不同的，同时患有系统性疾病的天疱疮患者会比单纯得天疱疮的患者的治疗复杂得多。此外，每个人对治疗的反应也是不尽相同的，这也是每个人的病程时间不能一概而论的原因之一。与此同时，患者对医生制订的治疗方案依从性的不同也会造成病程长短的不同。

　　天疱疮是一种慢性疾病，疗程漫长，病情控制后也有复发的可能。因此，一旦患有此病，应该作好长期甚至终身与其对抗的准备。平时应该特别注意对口腔黏膜的保护，防止新水疱的出现。

12. 天疱疮服用激素后效果不好，为什么要作其他检查?

　　张某经过1年的规律治疗后其天疱疮病情得到了很好的控制，但另一位患者李某进行了常规的激素治疗后，口腔黏膜溃烂却一直不好。医生建议李某进行胸片、B超、CT等其他检查，李某表示不理解，激素治疗效果不好，为什么不马上换药，而要作其他的检查?

　　医生解释道，天疱疮激素治疗效果不佳时，除考虑使用其他药物治疗外，还应排查副肿瘤性天疱疮，它是一种罕见的与肿瘤相关的致死性自身免疫性大疱性疾病，皮肤黏膜表现常常先于肿瘤的发现。该病致死率高达80%以上。因为伴发恶性肿瘤的副肿瘤性天疱疮患者的预后欠佳，因此，对于难治性、反复口腔黏膜溃烂、对糖皮质激素治疗效果欠佳的患者，医生常会建议进行全身的其他检查，以排除副肿瘤性天疱疮。

13. 牙龈上起水疱，眼睛也难受是怎么回事?

　　68岁的李奶奶，近半年觉得牙龈上总起比较小的水疱，水疱破了会形成溃疡，经常是旧的溃疡还没有完全好，别的地方又出现新的水疱和溃疡。近2个月她觉得眼睛也难受，睡醒觉总感觉眼角有黏性分泌物，于是到口腔黏膜病科就诊。医生告诉她，她得的病叫良性黏膜类天疱疮。

二维码5-3　良性黏膜类天疱疮
（山西省人民医院口腔中心供图）

14. 良性黏膜类天疱疮会传染给别人吗?

李奶奶听了医生的解释后马上问道:"我的孙子每天和我在一起生活,会传染给他吗?"医生解释道,类天疱疮是一种自身免疫性疾病,是机体自身抗体将自己的正常组织看成抗原来攻击的结果,属于自身免疫系统紊乱的表现。但类天疱疮的症状相对较轻。目前还没有证据显示良性黏膜类天疱疮具有传染性,会传染给其他人。

15. 良性黏膜类天疱疮患者可以洗牙吗?

李奶奶知道黏膜类天疱疮不会传染给她的宝贝孙子后就放心了,但听到医生说自己口腔卫生不是很好,需要洗牙,就问道:"得了这个病,黏膜不是比较脆弱吗?那还能洗牙吗?"

医生告诉她,良性黏膜类天疱疮患者是可以洗牙的,因为洗牙不仅可以改善口腔内的局部环境,促进病损的愈合,同时还可以降低口内的细菌含量,降低感染发生率。但在洗牙时应当注意的是,应选择消毒严格、医生洗牙技术娴熟的正规医院,这样不仅不会对口腔黏膜造成严重损伤,还会对病损的愈合有好处。

16. 得了良性黏膜类天疱疮,眼睛会失明吗?

李奶奶在网上看到有人说得了良性黏膜类天疱疮会使人失明,所以很担心自己是不是也会失明。

医生告诉她,50%~85% 的良性黏膜类天疱疮患者都会有眼睛的症状。初期表现为有黏性分泌物的结膜炎,如果不加以干预,病情继续发展就会出现睑内翻、倒睫等表现,严重时可使角膜纤维化,形成瘢痕导致失明。所以良性黏膜类天疱疮患者如果出现眼部症状时，应及时治疗，否则会有失明的可能。

17. 天疱疮和良性黏膜类天疱疮患者的饮食需要注意什么？

张某和李奶奶最后问医生："天疱疮和良性黏膜类天疱疮患者吃东西有什么忌口吗？"

医生告诉她们，天疱疮和良性黏膜类天疱疮的患者最好清淡饮食，吃低钠高钾的食物，如南瓜、菠菜、红薯等，还应该吃蛋白质含量高的食物并且限制高脂食物的摄入，增加蔬菜水果的摄入。与此同时，应当减少糖分的摄入，因为激素本身也会使身体内的糖含量增多，使血糖升高，进而增加肥胖及糖尿病的发生率。除此之外，不能吃过硬的、易使黏膜破溃的食物和零食（如坚果类），不能吃刺激性的食物（如过酸、过辣、过烫的食物）。

（石晶）

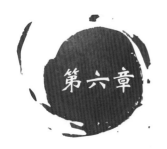

第六章

口腔黏膜斑纹类疾病

1. 嘴里长白纹，一吃辣椒就疼是怎么回事？

最近，张阿姨发现自己不像以前那样能吃辣了，菜里稍微放点辣椒，一吃嘴里就疼，吃了几种清热解毒的药都没有效果。女儿发现张阿姨的嘴里长了些白色的东西，担心她得了什么奇怪的病，立即带她到口腔黏膜病科就诊。医生经过仔细检查告诉她们，张阿姨得的是口腔扁平苔藓。张阿姨和女儿都一头雾水，连忙问医生口腔扁平苔藓是什么？

医生告诉她们，口腔扁平苔藓是一种口腔黏膜慢性炎症性疾病，好发于中老年女性。目前病因尚不完全清楚，可能和免疫功能紊乱、精神因素（如疲劳、焦虑、生气等）、内分泌紊乱、遗传等因素有关。

2. 口腔扁平苔藓有什么表现？

口腔扁平苔藓在口腔里的表现多种多样，最常见的是树枝状、环状、网状的白纹，形似苔藓。病损一般左右对称，可在口腔黏膜的任何一个部位出现，以颊部最常见，有时可伴有糜烂。患者起初通常自觉口腔黏膜粗糙不适，进食辛辣、烫、酸性食物时可有刺激痛，有糜烂的患者可有自发疼痛。

口腔扁平苔藓需要由口腔黏膜病专科医生根据病史及典型的口腔黏膜白色损害才能做出诊断，必要时可能需要组织活检才能明确诊断。当口腔里出现了类似的病损及症状，勿盲目自行诊断，也勿盲目上网搜索并对号入座，应尽快到口腔黏膜病科就诊。

二维码6-1　非糜烂型口腔
扁平苔藓（右颊）
（四川大学华西口腔
医院供图）

二维码6-2　糜烂型口腔扁
平苔藓（左颊）
（四川大学华西口腔
医院供图）

3. 口腔扁平苔藓是癣吗？会传染吗？

虽然口腔扁平苔藓中有"藓"，但是并不是老百姓通常听到的手癣或者脚癣的"癣"。癣是真菌感染人的皮肤、毛发、指（趾）甲等引起的感染性疾病，具有一定的传染性；而藓是指口腔扁平苔藓在口腔中的表现像苔藓一样的花纹。目前一般认为口腔扁平苔藓不是一种传染病。

4. 得了口腔扁平苔藓，为什么医生还要问我皮肤、指（趾）甲和生殖器的情况？

吴女士因口腔黏膜不适，来口腔黏膜病科就诊，被诊断为口腔扁平苔藓。医生在询问病史的过程中，除了口腔里面的情况外，还问到了皮肤、指

（趾）甲和生殖器的情况。吴女士感到很奇怪，明明自己得的是口腔扁平苔藓，为什么还要问这些？

医生向她解释道，扁平苔藓是一种慢性炎症性皮肤黏膜疾病，皮肤及黏膜可单独或者同时发病，发生在口腔黏膜上的扁平苔藓称为口腔扁平苔藓。因此，部分口腔扁平苔藓的患者可伴有皮肤病损，通常以四肢多见，多左右对称，偶可累及生殖器皮肤及黏膜。典型的皮肤病损呈紫红色的扁平丘疹，可密集成片或融合成斑块，稍高出于皮肤，边界清楚，表面有细薄鳞屑。如果病损累及指（趾）甲，甲板可萎缩变薄，表面可出现鳞屑、纵沟，没有光泽。皮肤损害患者可有瘙痒感，指（趾）甲损害一般无自觉症状。如果口腔扁平苔藓的患者出现了皮肤病损，还需要到皮肤科进一步治疗。

5. 为什么口腔扁平苔藓用药前要作那么多检查？

冯女士因嘴里发白，来口腔黏膜病科就诊，通过询问病史和检查，医生认为冯女士可能得了口腔扁平苔藓，建议她活检明确诊断，并且在活检前还要进行一些血液检查。冯女士很不解，既然已经知道是什么病了，为什么不直接用药，而要作那么多检查？

医生向冯女士解释道，口腔扁平苔藓的病损有时可能不典型，需要通过组织活检来明确诊断，而血常规、血糖、凝血功能、肝功能、肾功能等检查有助于医生判断患者是否有贫血等全身性疾病、能否进行活检、能否口服某些药物进行治疗等。此外，还可能需要作一些其他的血液检查、胸腹部CT等检查来排查全身性疾病引起的口腔苔藓样损害。因此，在用药前，进行必要的实验室检查有助于医生更加准确地判断患者的病情，从而给予适当的治疗。

6. 得了口腔扁平苔藓应该注意什么?

口腔扁平苔藓患者的饮食宜清淡且营养丰富,限制烟、酒及辛辣食物如辣椒、花椒、胡椒、生姜、生蒜、腌腊制品等的摄入。保持规律的作息时间,调整睡眠,保持心情愉快,有焦虑和抑郁倾向者可寻求心理医生的帮助。部分患者可通过身心调节自愈。如果口腔检查发现有尖锐的残根、银汞合金充填物、牙结石和软垢等,应积极配合医生去除这些可能的局部刺激因素。医生常根据患者的情况进行个体化用药,在疾病的不同阶段,可能会采取不同的治疗方案。因此,患者须按照医嘱定期复诊,调整治疗方案,监测病情的变化。

7. 为什么口腔扁平苔藓治了很久白纹都没有消退呢?

小王最近口腔里面疼痛,一照镜子发现长了白纹,在朋友的推荐下去口腔黏膜病科就诊,被诊断为口腔扁平苔藓,经过几次复诊后口腔疼痛不适得到缓解,但是白纹一直没有完全消退。小王不禁担心起来,为什么嘴里的白纹治了很久都没有消退呢?

口腔扁平苔藓的病因尚不明确,因此治疗较为棘手,也较难根治,但经过规律的治疗和定期复查,多数患者的病情可以得到良好的控制。所谓良好的控制是指消除或减轻糜烂损害,缓解进食疼痛、黏膜粗糙等症状。

口腔仅有白纹而无充血、糜烂时,患者一般无明显症状或者进食刺激性食物时稍有不适,因此患者就将关注的重点放在了白纹上。但白纹的消退其实是一个非常漫长的过程,存在个体差异,可能几个月至几年甚至十几年不等,部分患者可能终身存在。同时,白纹的多少并不能完全代表病情的严重程度。因此,患者无需时刻关心白纹的范围,按照医嘱定期复查以及在出现不适时及时就诊即可。

8. 口腔扁平苔藓会癌变吗?

陶先生在口腔黏膜病科被诊断为口腔扁平苔藓后,积极配合医生治疗。复诊几次后,陶先生嘴里没有明显的疼痛了,自觉已经"痊愈"了。从那以后,陶先生将医生的嘱咐抛到九霄云外,吸烟、喝酒、不忌口,也不按照医生的要求定期复查。1年以后,陶先生嘴里再次出现溃烂和疼痛,又去口腔黏膜病科就诊,医生建议陶先生进行活检,发现已经癌变,陶先生内心后悔不已。

目前认为,口腔扁平苔藓是一种口腔黏膜潜在恶性疾患,但多数患者预后较好,仅有少数患者可能发生癌变,一般认为癌变率低于1%。因此,患者无需过于担心,建议在医生的指导下进行治疗,调整生活习惯,放松心情,定期复查,及早发现可能的病情变化。

9. 嘴里发白就一定是口腔白斑病吗?

小李是一位公司白领,平时工作压力大,经常吸烟,并且公司应酬多,常喝酒。最近小李感觉双颊粗糙,一照镜子发现口腔里有白斑,上网一查发现有可能得了口腔白斑病,且这种病非常容易癌变,于是来到了口腔黏膜病科就诊。经过专业检查,医生告诉小李他口腔里面的白色斑片其实只是口腔白色角化症(图6-1),并不会癌变。小李心里的石头才终于落地。

口腔白色角化症是长期受

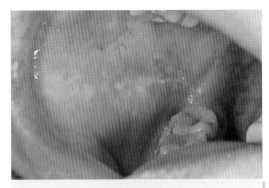

图6-1 口腔白色角化症(右颊)
(四川大学华西口腔医院供图)

到物理或者化学因素（如尖锐的牙齿边缘、吸烟等）的刺激引起的口腔黏膜白色斑片或斑块，常出现在双颊、舌缘。临床表现为灰白色或白色边界不清的斑块或斑片，可稍高于黏膜表面，质地柔软。患者可出现粗糙感或无明显症状。去除刺激因素后，病损可逐渐变薄、变淡，最后可完全消退，不会癌变。

医生提醒：若发现口腔内出现白色损害，切勿慌张，更勿盲目上网查询自行诊断及治疗，应及时到口腔黏膜病科进行专业诊治。

10. 什么是口腔白斑病？

口腔白斑病是口腔黏膜上以白色斑块或斑片为主的损害，不能擦去，是最常见的口腔黏膜潜在恶性疾患之一。好发于男性，现女性患者有增多的趋势，好发年龄为 40~60 岁。好发部位包括牙龈、颊部和舌部黏膜。癌变率约为 0.13%~17.5%。患者可无症状或自觉局部黏膜粗糙、木涩，伴有溃疡或者癌变时可出现刺激痛或自发疼痛。

口腔内的表现主要为白色或灰白色的斑块，可呈现出多种类型：斑块型、皱纹纸型、颗粒型、疣状型或溃疡型。口腔白斑病的诊断需要结合临床表现和组织活检结果，排除口腔内其他可能出现白色损害的疾病后才能确诊。因此，如果怀疑患有口腔白斑病，需到口腔黏膜病科进行诊治。

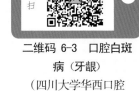

二维码 6-3　口腔白斑病（牙龈）
（四川大学华西口腔医院供图）

11. 口腔白斑病是抽烟引起的吗？

罗先生是一名漫画家，平时有抽烟的习惯，在创作时也常借抽烟来激发灵感。某次常规体检时，医生发现罗先生口内长了白色斑块，后确诊为口腔白斑病。医生建议戒烟，罗先生感到不解，这病是抽烟引起的吗？

口腔白斑病的发病与局部因素长期刺激以及某些全身因素有关。吸烟是口腔白斑病发病的重要因素,其发病率与吸烟史的长短及吸烟量成正比。吸烟人群的患病率是非吸烟人群的 6 倍。部分吸烟的口腔白斑病患者在戒烟后,白斑病损会逐渐变薄、变淡,甚至可完全消退。这些都提示口腔白斑病和吸烟存在相关性。但是,吸烟只是口腔白斑病发病中非常重要的一个因素,并非所有口腔白斑病都是由吸烟引起的。

12. 为什么不吸烟也会得口腔白斑病?

除了吸烟以外,饮酒、食用过烫或过辣的食物、嚼槟榔、牙齿锐利边缘、残根、残冠、牙结石等也与口腔白斑病的发生有关。此外,口腔真菌感染、人乳头瘤病毒感染、遗传因素等也可能是口腔白斑病的致病因素。

口腔白斑病的发生并不一定是某一种因素单独作用所致,可能是多种因素联合作用产生,所以不吸烟也可能得口腔白斑病。

13. 为什么不吸烟的女性口腔白斑病患者更容易出现癌变?

杨女士 1 年前左颊出现粗糙不适,但她没有放在心上。近 1 个月出现进食刺激痛后,杨女士上网了解到自己得的可能是口腔白斑病,于是到口腔黏膜病科就诊。医生仔细检查后告诉杨女士她确实患了口腔白斑病,而且可能出现了癌变,需要进一步检查。杨女士问医生,自己不吸烟、不喝酒,平时也吃得比较清淡,为什么得了口腔白斑病还出现了癌变?

医生告诉杨女士,口腔白斑病是一种口腔黏膜潜在恶性疾患,研究报道其癌变率约为 0.13%~17.5%。影响口腔白斑病癌变的因素很多,可能与吸烟、饮酒、咀嚼槟榔、真菌感染、病毒感染、饮食习惯、局部创伤、年龄、性别、白斑的类型以及部位有关。如果同时伴有以下因素癌变风险可能升高:①疣状型、颗粒型、溃疡型口腔白斑病；②病理检查发现伴有上皮异常增生；③口腔白斑病的病损伴有真菌、人乳头瘤病毒感染；④白斑病损位于舌缘、舌腹、口底及口角部位；⑤白斑病程较长；⑥患者不吸烟；⑦患者为女性，特别是不吸烟的年轻女性患者；⑧白斑病损面积大于 $200mm^2$。

出人意料的是，不吸烟的女性口腔白斑病患者的癌变风险更高。但这只是临床中观察到的现象，具体的原因还不清楚。这说明口腔白斑病癌变并非是单一因素导致，同时也说明并非吸烟不致癌，而是非吸烟引起的口腔白斑病比吸烟引起的癌变率更高。即使具有上述使癌变风险增高的因素，也不意味着口腔白斑病一定会发生癌变，患者不必恐慌。医生会根据患者的病损类型、面积、组织活检结果、全身情况等因素制订治疗方案，并根据病情变化进行调整。因此，患者在医生的指导下进行治疗和自我管理，定期复诊监测病情变化即可。

14. 得了口腔白斑病应该注意什么？

若怀疑自己患有口腔白斑病，不可掉以轻心，应尽早到口腔黏膜病科检查确诊。确诊后，应在医生的指导下进行治疗。积极配合医生去除口内的残根、残冠以及不良修复体等刺激因素，根据医生的建议进行观察或治疗，并按时复诊。

在日常生活中，应养成健康的生活方式，戒烟酒、停止咀嚼槟榔、少吃刺激性食物，规律作息，保持积极乐观的心态。

15. 为什么口腔白斑病患者需要终身随访？

何先生是一位口腔白斑病的患者，由于病损局限，口腔黏膜病科医生建议何先生进行了手术切除。从初次就诊到现在已经有 2 年了，医生每次检查后都告诉何先生口腔病情很稳定，定期复查即可。何先生问医生，既然 2

年来病情一直很稳定，没有复发，以后可不可以不复查了？

医生告诉何先生，每一位口腔白斑病的患者都需要有终身随访的意识，不能因为病情稳定或者病情轻微而忽视它。口腔白斑病目前尚无法根治，病情可随着时间的推移而发生变化，即使通过手术完整切除白色斑块，仍有复发和癌变的可能。因此，无论采用何种治疗方法，都需要定期复诊。医生会根据患者病情调整治疗方案，并确定下次复诊的间隔时间，以便对病情进行监测，及时发现病情的变化并进行相应的处理。

16. 口腔里的红斑是怎么回事？

沈大爷 3 个月前开始觉得右颊疼痛，因症状较轻，未到医院就诊。1个月前右颊疼痛加重，照镜子发现右颊有红斑，自己用了一些清热解毒的药没有好转，于是到口腔黏膜病科就诊。经过问诊和检查，医生建议沈大爷做活检，结果诊断为口腔红斑病。那么，口腔红斑病究竟是怎么回事呢？

相比于"大名鼎鼎"的口腔白斑病，口腔红斑病的"名气"要小得多，但它和口腔白斑病一样，也是一种口腔黏膜潜在恶性疾患，而且癌变率更高。口腔红斑病好发于中老年，病因不明，绝大部分患者有吸烟和饮酒史。好发部位为口底、软腭、舌腹、扁桃体、咽喉部等处，患者常伴有烧灼感和（或）疼痛。口腔内的表现为口腔黏膜上持续性的鲜红色斑块，可表现为颗粒样或者结节样。

二维码 6-4　口腔
红斑病（右颊）
（四川大学华西口腔
医院供图）

由于口腔红斑病的临床表现多样，可能需要与多种口腔黏膜疾病进行鉴别，常需活检以明确诊断。一旦口腔红斑病的诊断确立，由于其可能伴有原位癌或者浸润癌，治疗方式通常为手术切除，术后需定期随访，监测有无复发。

17. 嚼槟榔也会嚼出口腔大问题?

小刘是一名货车司机,开长途车时有嚼槟榔的习惯。最近 1 年小刘总觉得张口有点困难,同时口腔黏膜有烧灼感,吃烫的、辣的东西还有点疼,于是去口腔黏膜病科就诊。经过详细的检查,并了解到小刘有嚼槟榔的习惯后,医生告诉他,要治疗他的病,首先得戒除槟榔。小刘感到很疑惑,难道嚼槟榔也会出问题?

原来,小刘得的病叫做口腔黏膜下纤维性变(图 6-2),也是一种口腔黏膜潜在恶性疾患,好发于 20~50 岁的人群,常见于我国湖南、台湾、海南等地。咀嚼槟榔是口腔黏膜下纤维性变的主要致病因素。患者口腔内可逐渐出现苍白或灰白病损,出现纤维条索样损害,症状为逐渐感到口腔黏膜僵硬、张口困难,可出现灼痛感,进食刺激性食物时更明显。部分病例可能发生癌变。

口腔黏膜下纤维性变目前无法根治,患者首先需要戒除咀嚼槟榔的习惯,如有吸烟习惯,还需戒烟。积极配合医生治疗,并进行张口训练。通过上述治疗,部分患者口腔黏膜可恢复一定的弹性,张口度也会有一定程度的改善。

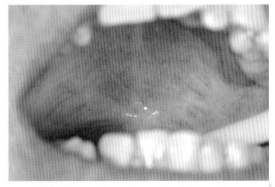

图 6-2 口腔黏膜下纤维性变(腭部)
(四川大学华西口腔医院供图)

18. 口腔也会长红斑狼疮?

孙大爷最近几个月下嘴唇反复溃烂,一直觉得自己"上火"了,吃了各种"下火药",嘴唇涂擦了不少软膏也不见好转。后来,在儿女的反复劝说下，孙大爷来到口腔黏膜病科就诊，经过详细检查被诊断为盘状红斑狼疮。孙大爷的家人听到"红斑狼疮"感到很恐惧，以为病情十分严重，会有生命危险。

医生向孙大爷和他的家人解释道，盘状红斑狼疮和能引起全身多个重要脏器损害的系统性红斑狼疮不同，是红斑狼疮中最轻的类型，主要累及头面部皮肤和口腔黏膜。该病无法根治，但通过规范的治疗可以使大多数患者的病情明显缓解，仅有少数患者会发展为系统性红斑狼疮。因此，得了盘状红斑狼疮无需过分惊慌，平时应注意防晒，尽量不让病损暴露在日光的照射下，清淡饮食，缓解思想压力，在医生的指导下合理用药，并定期复诊，监测病情变化。

二维码 6-5　慢性盘状红斑狼疮（下唇）
（四川大学华西口腔医院供图）

19. 嘴唇内侧粗糙、反复脱皮是怎么回事？

孔女士是一名会计，近 1 个月由于年末公司财务结算十分忙碌，无意间养成了咬下嘴唇的习惯。一天早上孔女士刷牙时觉得下嘴唇内侧脱皮、粗糙不适，一照镜子发现下唇内侧有白色的东西，立刻到口腔黏膜病科就诊。经过询问和检查，医生告诉孔女士，她患的是咬唇症（图6-3）。

咬唇症是长期习惯性咬下唇黏膜所致的口腔黏膜慢性病损，表现为黏膜表面上皮呈脱屑样改变。咬唇症多发生在下唇黏膜与牙齿直接接触的部位，患者可有粗糙感等不适。该病被认为与心理作用关系密

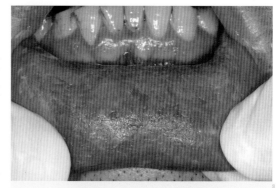

图 6-3　咬唇症（下唇）
（四川大学华西口腔医院供图）

切，精神紧张等心理因素可使人有意识或者无意识地咬唇黏膜。咬唇症的预后较好，戒除不良习惯后病损可完全消失。

20. 脸颊内侧的黄色小颗粒是什么？

周先生最近发现自己的脸颊里长了一些黄色小颗粒，虽然不痛，但似乎有越长越多的趋势。由于周围的人都没有类似的情况，周先生担心自己得了什么大病，来到口腔黏膜病科就诊。经过仔细检查医生告诉周先生，不用过于担心，这些黄色颗粒是皮脂腺，而他所患的病叫做迷脂症。

迷脂症是皮脂腺在口腔黏膜的异位生长，多发生于上唇唇红、颊黏膜等区域，患者一般无不适。皮脂腺属于皮肤附属器的一种，通常位于皮肤内。有些皮脂腺因为"迷路了"而长在口腔黏膜，因此叫做迷脂症。

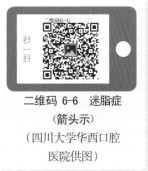

二维码 6-6　迷脂症
（箭头示）
（四川大学华西口腔
医院供图）

迷脂症无需治疗，也不会癌变。

21. 脸颊内侧的白色线状突起是什么？

陈阿姨在一个牙科诊所补牙时，医生检查后说她脸颊上有白纹，可能是"口腔扁平苔藓"，建议她到口腔黏膜病科就诊。医生检查后告诉陈阿姨，她脸颊上的白色线状突起不是口腔扁平苔藓，而是颊白线（图6-4）。

颊白线是双颊黏膜上的连续白色线条，与上、下牙齿咬合的位置相对应，多是由于牙齿长期刺激颊黏膜引起的。成年人常见，患者通常无自觉症状。一般不需治疗，少数可自行恢复，若对应的牙齿牙尖过于锐利可适当调磨。

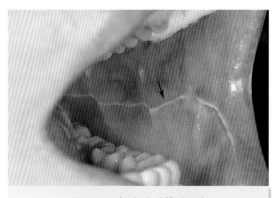

图 6-4　颊白线（箭头示）
（四川大学华西口腔医院供图）

（陈谦明　王闰珂）

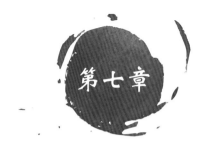

第七章

口腔黏膜肉芽肿性疾病

1. 嘴巴反复溃疡，而且长期拉肚子是怎么回事？

青年小张常年反复口腔溃疡，但与别人不同的是，他起口腔溃疡的同时还经常腹胀、腹痛、频繁拉肚子，人也日渐消瘦，最近似乎还出现了贫血症状，严重影响了工作和日常生活。认为再也不能拖延病情的小张来到口腔黏膜病科就诊，医生通过病史询问，告诉小张他患的可能不是普通的溃疡，可能患了克罗恩病。

克罗恩病是一种发生于消化道黏膜的慢性复发性肉芽肿性炎症，从口腔到肛门各段消化道都受到影响。主要症状是反复腹痛、腹泻，起初症状较轻，后逐渐加重，有些患者会伴有反复发作的口腔溃疡。因为消化功能受影响，造成营养物质吸收不良，久而久之就会出现消瘦和贫血。

2. 去看嘴巴溃疡，为什么医生要我拍 CT、做肠镜呢？

医生除了开具相应的血液检查之外，还建议小张拍腹部 CT 和作肠镜检查。小张觉得很疑惑：我明明是来看口腔溃疡的，为什么还要做 CT 和肠镜呢？

这是因为要确诊克罗恩病，除了依靠病史和临床表现，还需要一系列辅助检查。肠镜是克罗恩病最敏感的检查方法，通过肠镜可以观察到克罗恩病的一些特征性肠道黏膜损害。而 CT 检查可同时观察整个肠道及其周围组织的病损，对于腹腔脓肿等并发症有重要的诊断价值。经过详细检查，小张被确诊为克罗恩病。

3. 去口腔科看嘴巴溃疡，为什么把我转到消化内科了呢？

医生给小张开了一些口腔溃疡局部治疗药物，建议小张到消化内科进一步治疗，这回小张又懵了，看嘴巴溃疡怎么又要去消化内科了呢？

虽然克罗恩病有时会出现口腔溃疡，但其实它属于消化内科疾病。在疾病活动期宜卧床休息，高营养、低渣饮食。严重病例宜暂禁食，纠正水、电解质、酸碱平衡紊乱，采用肠内或肠外营养支持。水杨酸类、肾上腺皮质激素或细胞毒类等药物能有效控制活动期症状。这些治疗措施都需在消化内科医生指导下完成。

可见，某些看起来普通的口腔溃疡，其实是系统性疾病的信号，当身体出现某些合并症状时，应引起重视，及时去医院详细检查。

4. 嘴唇长期肿胀、发硬一定是癌变了吗？

小王最近开始为自己的嘴唇苦恼。2 年前，她的嘴唇开始反复肿胀。起初肿胀范围较小，只局限在一侧，且能够自行消退，不痛不痒，她没当回事，后来肿胀范围越来越大，蔓延到了另一侧嘴唇，而且也无法消退，导致整个唇部厚了一倍，摸上去硬硬的。她担心自己得了癌症。

口腔黏膜病科医生告诉小王，唇部长期肿胀、发硬不一定是癌，她患的这种病叫做肉芽肿性唇炎，是一种慢性炎症，不会癌变。这种病发展很缓慢，以唇部肿胀为主要特点，没有明显疼痛。肿胀一般从唇的一侧开始，逐渐向另一侧蔓延。长久以往，嘴唇肿胀会发展至正常的2~3倍，质地有点硬，像褥垫。小王的病史非常符合肉芽肿性唇炎的特点。虽然唇癌也表现为肿胀发硬，但以外生性菜花状表现为主，与肉芽肿性唇炎的弥漫性肿胀截然不同。

5. 肉芽肿性唇炎能根治吗?

小王得知自己患了肉芽肿性唇炎，就询问医生，她的嘴唇还能恢复正常吗（图7-1）？

医生向她详细解释了治疗方案：肉芽肿性唇炎的治疗主要采用糖皮质激素唇部局部注射，起到抗炎和抑制免疫的作用，控制唇部肉芽组织进一步形成，并配合使用一些口服激素，能够明显控制肿胀。另外，临床观察发现通过治疗坏牙能使嘴唇肿胀明显消退，因此建议小王先把口腔里的坏牙齿进行完善治疗。通过上述治疗，肉芽肿性唇炎是能够得到控制的。

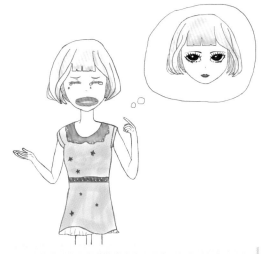

图7-1 小王的嘴唇还能恢复正常吗?
（绘图：杨丽群）

（沈雪敏）

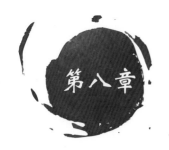

第八章

唇舌疾病

1. 嘴唇掉皮是什么原因引起的?

　　小李每逢秋冬季节便感觉嘴唇干燥，下唇掉皮严重，尝试涂润唇膏、涂橄榄油、口服中药等方法都没有明显改善。后来，嘴唇有明显的刺痛感，偶尔会有红肿，于是小李到口腔黏膜病科就诊。经过检查，医生诊断小李得了慢性唇炎（图8-1）。

　　慢性唇炎在气候干燥、寒冷的季节多发，平时吹风、吸烟、喝酒以及舐唇的不良习惯等也可引发此病。此外，郁闷、烦躁、愤怒等情绪不稳定也与此病相关。

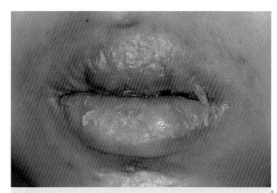

图 8-1　唇炎
（中山大学附属口腔医院口腔黏膜病科供图）

2. 唇炎能根治吗？需要注意什么？

医生告诉小李，慢性唇炎很难根治，但经过正规治疗后可以有效控制嘴唇干燥、掉皮的情况。在日常生活中，要改正舔唇、咬唇、撕皮等不良习惯，注意减少对嘴唇的刺激。如果有吸烟饮酒习惯，建议戒除烟酒。不要吃过辣、过烫的食物。避免风吹日晒，减少寒冷刺激。同时也要注意使用不含刺激成分的润唇膏，保持嘴唇湿润。

3. 为什么会得地图舌？

小唐是一位中年女白领，近来因工作需要经常加班熬夜，精神高度紧张，月经也变得紊乱。有一次，小唐照镜子时偶然发现舌头上白一块红一块，像地图一样，但不觉得疼痛。小唐刚开始没有放在心上，但是连续 2 周舌头上的"地图"不仅没消失，还不停地变换位置和形状，喝热汤时还会觉得疼痛。小唐慌了，很怕自己得了癌症，随即到口腔黏膜病科就诊。医生经过病史询问和检查，告知小唐她得的是地图舌。

地图舌也就是游走性舌炎，因其形态很像地图上标示的蜿蜒国界得名，其明显的特点是形态和位置多变，如同在舌头上游走。患者一般无疼痛等不适感，但如果合并了真菌或细菌感染，在进食热食、辣椒等刺激性食物时会有烧灼样疼痛或者钝痛。

目前引起地图舌的病因尚不明确，可能原因有遗传、免疫、精神心理以及其他可能因素。比如患有沟纹舌、银屑病、糖尿病等具有遗传倾向的疾病时，容易表现出地图舌；过敏体质人群如患哮喘、湿疹等过敏性疾病时，地图舌的发病率高于一般人群；当精神紧张、心理压力大、情绪

二维码 8-1　地图舌
（中山大学附属口腔医院口腔黏膜病科供图）

波动明显、失眠、劳累时，也易引发地图舌；其他的如月经紊乱、怀孕期、消化不良、儿童乳牙萌出或蛀牙等口腔局部刺激、个人体质弱和胃肠功能紊乱等都有可能诱发地图舌。

4. 地图舌会不会癌变？

小唐在了解自己得了地图舌后，又问医生这个病会不会癌变。医生解释道，地图舌不会癌变，它所表现出的红色或白色改变只是由于舌乳头萎缩充血或增厚造成，与口腔癌的表现完全不同。地图舌一般不会有疼痛感，当进食辣椒等刺激性食物、含酒精饮料或合并有真菌、细菌感染时可出现疼痛。同时，医生告诉小唐，地图舌预后良好，不会传染，往往有自限性，发作一段时间后可进入间歇缓解期，因此不需治疗，消除恐惧心理比药物治疗更有效。

5. 舌头有裂纹是怎么回事？

小李最近觉得舌部疼痛，还有异味，对着镜子照舌头，发现舌头上有长长短短的裂纹，这可把小李吓坏了，于是到口腔黏膜病科就诊，被诊断为沟纹舌。而舌痛是因为食物残渣在裂纹中积聚，导致细菌过度繁殖，舌黏膜受刺激而产生。小李觉得不解，好好的舌头怎么自己就裂了呢？舌头会不会因为裂纹越来越深裂穿呢？

医生告诉小李，沟纹舌一般都不会有任何症状，偶然照镜子时才会被发现，舌头并不会裂穿，所以不必过分担心。医生见小李情绪稳定下来，便进一步向他解释，沟纹舌一般表现为舌背上长短不一，或深或浅，形状各异的沟纹，一般不会影响说话、吃饭等生理功能，所以患者并无感觉

二维码 8-2　沟纹舌
（中山大学附属口腔医院口
腔黏膜病科供图）

异常。但是少数患者在进食过辣、过咸等刺激性食物时，可导致舌痛、舌干等症状。该病发展较为缓慢，有的沟纹会随着年龄的增长而加重，但舌头不会随着沟纹的加深而裂穿。

6. 沟纹舌需要切除吗？

当舌头裂口没有症状时，一般不需要用药治疗，更不需要手术治疗。但是为了避免食物残渣积聚在沟纹中而产生口臭及炎症，最好在餐后以及睡前用软毛牙刷轻刷舌背表面进行清洁。保持良好的口腔卫生习惯是对抗病菌最坚固的防火墙。

当舌头发炎出现疼痛时，可使用具有防腐、消毒作用的漱口水漱口。含漱时可将舌背拱起，舌尖抵住下前牙，使沟纹张开，可以更有效地去除沟纹中的食物残渣，让炎症部位得到充分清洗和消炎。一些全身性疾病常伴发沟纹舌，需积极用药治疗，例如贫血或者维生素缺乏等，可以补充 B 族维生素、铁剂等。

对于症状严重、疼痛难忍的患者，应及时到口腔黏膜病科进行诊治，排除其他并发疾病，切勿盲目自行用药。

7. 舌头正中间不长舌苔是怎么回事？

王阿姨今年 68 岁，患糖尿病 10 多年了，身体一直不太好，舌苔经常发白。最近照镜子发现舌头正中间有一小块椭圆形的地方没有舌苔了，比较光滑，颜色发红，摸上去软软的。平时不痛不痒，吃辣的、热的食物时会有点不舒服。王阿姨怕得了什么不好的病，于是去口腔黏膜病科就诊。经过医生的专业检查，王阿姨舌头上的红色病变被诊断为正中菱形舌炎。

正中菱形舌炎是发生在舌背正中的、菱形或长椭圆形、缺少舌苔的红色病变，多数无自觉症状，偶有烧灼感或发痒，或在进食辛辣、刺激性食物时疼痛。此病病因不明，常见由真菌感染、内分泌失调等引起。王阿姨患有糖尿病多年，糖尿病引起的继发感染可能是该病的主要诱发因素。正中菱形舌炎如无感觉不适不需要治疗。若伴有真菌感染则应及时到医院治疗，局部应用抗真菌药物控制感染。

8. 正中菱形舌炎需要切掉病变部位吗？

王阿姨问医生，她的正中菱形舌炎会不会恶变？需要切掉病变部位吗？医生解释道，像她这种比较光滑的正中菱形舌炎极少恶变，让她不必过分担心。如果正中菱形舌炎的病变部位不是光滑柔软的，而是硬的、结节状的，患者切不可掉以轻心，这种类型有可能癌变，要及时去医院就诊，必要时需切取一部分病变组织进行化验，以排除恶变可能。

9. 舌根疼是不是舌根部的小肉疙瘩引起的？会癌变吗？

小凡的爷爷患有口腔癌，近几天小凡觉得自己舌根有点疼，他担心自己口腔也有问题，于是每天使劲伸出舌头对着镜子反复检查，发现舌根部有一颗颗突起的小肉疙瘩有点发红，十分担心，立即到口腔黏膜病科就诊。医生检查后安抚小凡不用过于紧张，告诉他其实他得了舌乳头炎。

小凡看到的小肉疙瘩是舌头的正常结构，医学上称为舌乳头。舌乳头是分布于舌背面和侧面的小突起，根据位置和特征可分为轮廓乳头、叶状乳头、丝状乳头和菌状乳头。小凡看到的正是轮廓乳头，位于舌根部，一般为7~9个，它们可以帮助我们感受味道。叶状乳头位于舌两侧后部。丝状乳头遍布舌体表面，和食物残渣共同附着在舌黏膜的表面形成舌苔。菌状乳头为红色、点状，分散在丝状乳头之间。

小凡虽然被告知舌根位置的小肉疙瘩是正常口腔结构，但是他依旧担心小肉疙瘩会癌变，询问医生是否需要切下来检查。医生告诉小凡，一般情况下，轮廓乳头和叶状乳头形态较大，发炎时可能会出现红肿、疼痛的症状，此时不必恐慌，不是癌变，无需切除化验。如果发现可能的异常，医生建议到综合医院口腔科或者口腔专科医院口腔黏膜病科就诊，根据检查及诊断，去除可能存在的致病因素，对症治疗，切勿盲目自行处理。

10. 舌头像被开水烫了一样是怎么回事？

红姐今年 50 岁，在一家超市上班，半年前超市倒闭，红姐失业在家，心情苦闷。近 2 个月来，她觉得自己的舌头时不时疼痛，就像被开水烫了一样。疼痛早上轻一点，晚上更明显，但跟朋友跳广场舞、打牌时又有所减轻。红姐觉得很奇怪，但对着镜子检查好像又看不到什么东西。她怀疑自己得了癌症，内心很焦虑，晚上也睡不好，舌头疼痛也越来越频繁。于是她来到口腔黏膜病科就诊。医生经过询问病史和检查告诉红姐，她得了灼口综合征（图 8-2）。

灼口综合征是口腔黏膜病科门诊中的常见疾病，舌头是最常见的患病部位。患者常觉得舌头有灼痛感，就像被开水烫了，有时还伴随口干、味觉异常等症状，但专科检查时并无明显的异常改变。精神因素被认为是最主要、最常见的病因。红姐半年前失业后心情苦闷，可能是该病的主要诱发因素。此外，灼口综合征多见于更年期或绝经后期女性，激素水平改变及内分泌失调是另一个重要病因。医生还告诉红姐，这个病不是肿瘤，不会恶变，让她不用太过焦虑，内心的焦虑常常会加重病情。

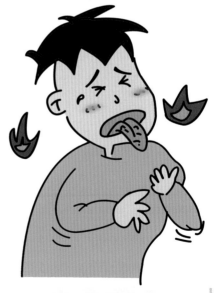

图 8-2 灼口综合征
（绘图：中山大学光华口腔医学院 I
AM 丹提斯特口腔科普团队）

11. 灼口综合征能治好吗？

听到不是得了癌症之后，红姐终于松了一口气。她又问医生："这个病能不能治好呢？"医生告诉她，灼口综合征目前仍缺乏特别有效的治疗方法，主要从病因入手，针对可能引起该病的局部或全身因素。红姐处于更年期，又遭遇失业，心情低落及内分泌改变都可能诱发灼口综合征。所以她除了在医院接受药物治疗之外，更重要的是调整好自己的心态，平稳的情绪和乐观的心态有助于症状的缓解。灼口综合征病程较长，短时间内难以完全治愈，患者应该耐心对待，在经过治疗及调整心态之后，症状会慢慢缓解甚至消失。必要时，医生还会建议患者配合精神心理治疗，帮助缓解症状。

12. 舌头没有舌苔是怎么回事？

李阿婆今年 68 岁，长年患有慢性胃炎。上个月开始，李阿婆觉得吃东西没味道，吃烫、辣食物很痛，还经常口干，照镜子发现舌头没有舌苔，舌背面光滑、发红，以为是"上火发炎"了，便到某诊所开了 1 个月中药"降火"，却不见效。眼见舌头"火气"下不去，饭吃不香，睡不安稳，李阿婆忍不住告诉了在外地工作的儿子小唐。小唐听后十分担心，把李阿婆带到自己所在城市的口腔黏膜病科就诊。检查后，医生初步诊断李阿婆得了萎缩性舌炎（图 8-3）。小唐听后很疑惑，母亲为何会无缘无故得这个病，是舌头"上火"了吗？医生解释道，这并非"上火"

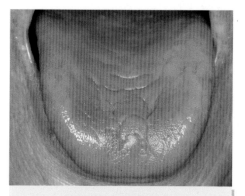

图 8-3　萎缩性舌炎
（中山大学附属口腔医院口腔黏膜
病科供图）

引起的，需要进一步检查明确病因。

萎缩性舌炎往往是某些疾病的特征性表现，包括局部口腔念珠菌感染和全身系统性疾病，如贫血、B族维生素缺乏和干燥综合征等。这些疾病不仅会导致舌乳头萎缩消失，严重时可使舌上皮、舌肌萎缩变薄，导致舌头色泽发红或苍白，光滑如镜面。

13. 萎缩性舌炎该怎么处理？

李阿婆着急向医生倾诉，自己吃烫的、辣的食物会很痛，还容易口干。医生告诉李阿婆不用担心，会给予相应药物治疗来缓解舌头的症状，但由于李阿婆的舌乳头萎缩很可能是全身性疾病引起的，需要系统检查排除病因，再予相应的治疗。同时叮嘱她日常应注意保持口腔卫生以及补充营养。

从这个案例中可以看出，口腔黏膜疾病可能是全身性疾病在口腔黏膜的一种表现形式，常需要对全身进行全面评估明确病因，并给予相应治疗。因此，若出现舌苔不见、舌头发红或发白、进食疼痛、口干等表现，切勿盲目自行处置，应及时到口腔黏膜病科进行专业诊治。

14. 口角反复烂是什么原因？

小王是一家知名外企的高级主管，平时工作压力大，经常熬夜加班，而且饮食不规律、挑食。1个月前，突然嘴角开始明显地发红发痒、时不时脱皮。小王不敢把嘴张大，因为两边的嘴角都有裂口，尤其每天刷牙和吃饭时，一旦嘴张得稍微大一些，疼得就很厉害。小王以为是"上火"，就自行用了中药外敷，用药之后情况没有明显好转。小王非常担心，于是到口腔黏膜病科就诊。医生经过详细询问病史及检查后，告诉小王这是口角炎。

口角炎俗称烂嘴角，是一种常见病。生活中口角炎的发生可能与多种因素相关：真菌、细菌、病毒引起的感染；严重刺激或舔嘴角等不良习惯引起的口角区创伤；接触唇膏、面霜、油膏引起的过敏；贫血、维生素缺乏、免疫功能异常等全身性疾病引起的营养不良等。

15. 口角烂能治好吗？

针对不同的病因，口角炎的治疗有所区别，经正规诊治一般是可以治愈的。针对局部感染，不同的病原微生物使用不同的药物局部抗感染治疗。由不良习惯引起的，在戒除不良习惯的同时局部治疗促进口角愈合；由过敏引起的，停用致过敏膏药，保持局部清洁、卫生、湿润；由营养不良引起的，在治疗口角的同时要强调全身疾病的治疗，纠正病因。无论什么原因造成的口角炎都不能挤或抠，也不要撕掉结痂，不要舔嘴角，注意膳食平衡，不偏食，不挑食，多吃粗粮、杂粮和蔬菜等富含维生素的食物。

（程斌　吴桐）

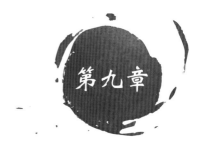

第九章

性传播疾病的口腔表征

1. 性病会表现在口腔里吗?

青年小林在外地出差时,与一名初次见面的网友发生了性行为。回到家 2 个多月后,他自觉上腭和咽部不适,自行用了一些药后没有好转,于是来到口腔黏膜病科就诊。通过病史询问和检查,医生初步判断他可能得了梅毒,于是给他开具了相应的检查单。小林表示不能理解:"梅毒是性病,我明明是口腔有问题,为什么要让我查这个? 难道性病会表现在口腔里吗?"医生向他说明检查的必要性后,他半信半疑地去做了相应的检查,结果证实了医生的判断。

在传统观念中,性传播疾病是通过性行为传播的疾病,主要病变发生在生殖器部位。然而,性传播疾病的病原微生物通过各种途径直接接触被感染者口腔,或通过血液循环进入口腔后,就可能会引起口腔病损。常见的性传播疾病,如梅

二维码 9-1 二期梅毒黏膜斑
(四川大学华西口腔医院供图)

毒、淋病、尖锐湿疣、艾滋病均可能引起口腔病损。这些疾病的口腔表现比较复杂，有时候与其他口腔黏膜病表现相似，难以鉴别。因此，有高危行为（不洁性行为、吸毒、反复输血等）者，若发现口腔内出现溃疡、糜烂、斑块、包块等表现，切勿盲目自行诊断及治疗，应及时到口腔黏膜病科就诊。

2. 梅毒可以通过哪些途径传播？

拿到查血报告后，小林才真正相信了医生的判断。他向医生坦白，他与陌生网友有过性行为，当时戴了安全套，不知道为什么还是会发生感染。

医生告诉小林，使用安全套虽然可以降低梅毒的感染率，但是除了性交这一主要传播方式以外，梅毒还可通过口交、接吻、输血、密切接触感染部位等方式传播。若母亲患有梅毒，还可通过胎盘、生产、哺乳等方式传播给胎儿及新生儿。

3. 梅毒会不会通过日常接触传染给家人？

由于小林平时和父母同住，他担心会通过日常接触传染给家人。医生告诉他，不必过分担心。梅毒螺旋体在体外不容易生存，日晒、干燥、煮沸、肥皂水和普通的消毒剂（如75%酒精、新洁尔灭等）很容易将其杀灭。因此，只要注意防护，梅毒通过日常接触传染给家人的可能性极低。在确诊梅毒后，应尽快接受规范治疗，生活中注意将内衣、内裤、毛巾等及时单独清洗、晒干，不与家人共用浴缸、浴盆。必要时家人也可到医院进行检查，排查感染。

4. 梅毒能治好吗？

听了医生的讲解，小林还是有些担忧："现在知道了是什么病，但是能治好吗？"

医生告诉他，梅毒的治疗一般在皮肤性病科进行。一期、二期梅毒经过规范治疗可以达到临床治愈，即消除病损、杀灭病原体、消除传染性。若一期、二期梅毒未经治疗或治疗不规范，可发展为三期梅毒。三期梅毒对组织的破坏性较强，严重者可致命，即使通过规范的抗梅毒治疗控制了组织内的炎症，也可能遗留严重的组织缺损和功能障碍。因此，早期诊断，尽早进行规范的治疗是治愈的关键（图9-1）。

值得注意的是，梅毒治愈后，并不能获得终身免疫。也就是说，如果再次接触到感染源，可能再次发生感染。因此，患者应该杜绝高危行为，养成良好的个人卫生习惯，不要存有侥幸心理。同时，除患者本人外，患者的性伴侣和与患者有过密切接触者均应到医院进行排查，如有感染，需同时进行治疗。

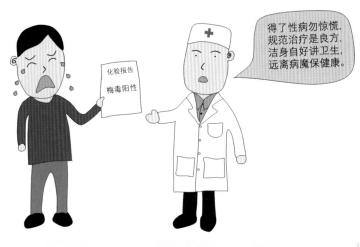

图 9-1　怀疑得了性病，应及时到正规医院诊治
（绘图：但红霞）

（但红霞）

5. 艾滋病与口腔有什么关系?

小郑今年 23 岁，平时身体挺健康的，但最近 2 个月总是感到口腔发干、不适，照镜子还看到口腔里出现了很多白膜。为此，他前往口腔黏膜病科就诊。医生检查后，问了问小郑平时的身体情况，然后就开具了一张检查单让小郑去查血。小郑拿到检查单一看，项目栏上赫然写着"HIV 抗体检测"，他感到很疑惑："HIV 不是平时人们说的艾滋病么？医生为什么要让我查这个？艾滋病与口腔有什么关系？"面对小郑的疑惑，医生又试探性地问了下小郑平时的生活情况，尤其是性经历与输血史。小郑坦陈自己从未输过血，但曾经有过高危性行为。

医生解释说，艾滋病是获得性免疫缺陷综合征（AIDS）的简称，由人类免疫缺陷病毒（HIV）感染引起。HIV 可破坏人体的免疫系统，导致各种感染性疾病、恶性肿瘤和中枢神经系统病变等的发生，构成生命威胁。研究表明，从人体感染 HIV 到发展为艾滋病一般需要经过几年甚至数十年。在这段时期，感染者可无明显的全身症状，但大多数感染者在早期就可出现各种口腔表现。由于口腔位于体表较明显的位置，易于观察，口腔出现的异常，常先于全身症状被发现。因此，HIV 感染的口腔表现可为早期发现和诊断艾滋病提供重要的临床证据。小郑口腔内出现的白膜以及口干症状即为最常见的 HIV 口腔表征——口腔念珠菌病的表现，结合小郑无明确诱因的发病情况以及曾有过的特殊经历，所以需要排查 HIV 感染的可能。

6. 艾滋病有哪些口腔表现?

从感染 HIV 到发展为艾滋病的很长一段时期，被感染者的全身症状并不明显，但多数人会出现各种口腔表现，也就是说，艾滋病感染患者的口腔表现常早于全身症状出现。因此，及时识别艾滋病的口腔表现对于疾病的早发现、早诊断、早治疗具有十分重要的临床意义。艾滋病常见的口腔表现主要有以下几类：

（1）口腔念珠菌病：该病为艾滋病最常见的口腔表现。如果在无任何诱因（如放、化疗史，长期使用激素或抗生素史及其他免疫功能低下疾病史）的情况下，成人口腔黏膜上出现可擦掉的白色膜状物或弥散的红斑，即口腔念珠菌病的表现，应当引起警惕，该病损是免疫力降低的早期征象。

二维码 9-2　口腔念珠菌病
（武汉大学口腔医院供图）

（2）毛状白斑：常出现在双侧舌缘，为白色或灰白色斑块，呈垂直皱褶或毛绒状，部分可蔓延至舌背和舌腹，不可擦去。该病损多见于男男性接触传播的艾滋病患者，为全身免疫严重抑制的征象之一。

（3）HIV 相关牙周病：表现为牙龈线形红斑（牙龈边缘界限清楚的充血带）、进展快但牙周袋不深的牙周炎、急性坏死性溃疡性牙龈炎、坏死性牙周炎等。

二维码 9-3　毛状白斑
（武汉大学口腔医院供图）

（4）卡波西肉瘤：为一种罕见的恶性肿瘤，表现为口腔单个或多个褐色或紫色的斑块或结节，初期病变平伏，可逐渐隆起、溃烂或出血。该病损多见于非洲和欧洲人群，亚洲人群较少见。

（5）溃疡性损害：表现为反复发作的口腔溃疡，病情常较一般人群严重，病损范围大，不易愈合。

二维码 9-4　非特异性
口腔溃疡
（武汉大学口腔医院供图）

当具有感染 HIV 的高危因素，同时口腔内出现上述几类病损时，应提高警惕，及时就医检查，以免贻误病情。

7. 艾滋病有哪些传播途径?

艾滋病作为一种传播速度快、波及范围广、死亡率高的传染性疾病，常被冠以"史后世纪的瘟疫""超级癌症"和"世纪杀手"等称谓，并形成了谈"艾"色变的局面。

从病原学的角度来看，艾滋病是由人类免疫缺陷病毒（HIV）感染引起的。HIV 可存在于患者的血液、精液、子宫和阴道分泌物、泪液、乳汁等体液中，主要有 3 种传播途径：性接触传播、血液传播和母婴传播。

（1）性接触传播：在我国，性接触传播为 HIV 最主要的传播途径，包括同性及异性之间的性接触。近年来，男男性接触传播途径所占比例明显升高，值得引起人们关注。在不同类型的性接触中，肛交、口交的传染风险更高。

（2）血液传播：接受 HIV 污染了的血液、血液制品、器官或组织移植物，或共用受 HIV 污染的、未消毒的针头、注射器及其他医疗器械时会增加 HIV 感染的机会。共用生活用具（如牙刷、剃刀）也可能经破损处传染，但相对少见。

（3）母婴传播：感染了 HIV 的母亲在产前、产中及产后不久可将 HIV 传染给胎儿或婴儿。可通过胎盘、分娩产道、哺乳传染。

另外，不少人因为家人或朋友染上了艾滋病而感到十分恐慌，担心自己因为与艾滋病患者接触而染病，其实大可不必多虑。日常生活中的一般接触如握手、拥抱、共同进餐、共用被具，甚至在口腔黏膜无出血、炎症、溃疡状态下的接吻以及共同被蚊虫叮咬均不会造成传染。因此，如果家人或朋友中出现了艾滋病患者，不应对其歧视，而应给予其更多的关爱与支持（图9-2）。

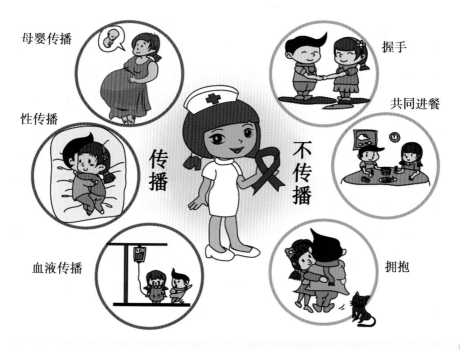

母婴传播

性传播

血液传播

握手

共同进餐

拥抱

传播

不传播

图 9-2　HIV 的传播途径
（绘图：武汉大学口腔医院　陈潇婕）

8. 如何确定自己是否得了艾滋病?

叶先生由于工作关系，经常在外面应酬。3 个月前，他曾陪客户到某会所洗桑拿。近日的某天早晨，他照镜子时突然发现自己舌头变得很白，上网一查，看到艾滋病患者口腔的念珠菌病就是发白的情况。叶先生回想起自己洗桑拿的经历，一下子感到十分紧张，担心自己在外面染上了艾滋病。于是赶紧请了假，到口腔黏膜病科就诊。

医生通过口腔检查发现他舌头发白的情况仅仅是舌苔有点厚，并没有发现口腔念珠菌病的白色假膜等情况。但鉴于叶先生十分焦虑紧张，医生还是建议他去做个血清 HIV 抗体检测排查一下，并解释说，目前市面上有很多快速检测艾滋病的产品，如唾液试纸、尿液试纸等，但 HIV 感染的诊断还是要以血清 HIV 抗体检测为基本条件，如初筛为阳性还需上报至专门的疾控部门行确诊试验后才可最终确定。

次日，叶先生捧着结果为阴性的报告单来找医生，但焦虑情绪似乎并未减少。他询问道："在网上看到有人说 HIV 感染存在'窗口期'，一次、两次检测 HIV 抗体为阴性并不能够完全排除感染的可能，真的是这样吗？"

针对叶先生的疑惑，医生再次解释说，HIV 感染的窗口期是指从病毒进入人体到检测手段可以确切查出感染的这一段时期，其长短取决于不同检测手段的灵敏程度以及患者的个体差异。在窗口期进行 HIV 感染的检查，确有出现假阴性结果的可能。但有国外研究显示，即使将个体差异考虑在内，暴露 3 个月 HIV 抗体阴性即可作为排除 HIV 感染的依据。因此，如果怀疑自己感染 HIV，在暴露 3 个月时可到医院进行相应检查，如为阴性则足以排除。

9. 得了艾滋病该怎么办？

艾滋病作为一种传播速度快、波及范围广、致死率高的传染病，严重危害人类健康。随着经济、社会的不断发展和生活方式的多元化，我国艾滋病患者数目呈现逐年增多的趋势。如果得了艾滋病该怎么办呢？对此，临床专家提出以下几条建议。

首先，应保持积极、乐观的心态。虽然艾滋病对患者健康和生命构成较大威胁，但随着医学水平的不断提高，尤其是近年来治疗艾滋病药物的推陈出新，规范的治疗已经能够使病情得到良好控制，使患者长期存活。艾滋病正在从一种绝症变为一种可控的慢性病。因此，即便不幸罹患艾滋病，也不应消极放弃，而应该乐观地面对人生，积极配合医生接受治疗，争取达到病情长期稳定、延长生命的目标。

其次，应在专业医生的指导下长期规范、规律地治疗。根据国家卫生健康委员会的政策，我国目前对于所有 HIV 感染者与艾滋病患者均免费实施抗病毒治疗。在如此关怀政策的支持下，HIV 感染者与艾滋病患者更应该积极配合医疗机构与政府部门，定期随访并领取药物，规范、规律地进行治疗。

另外，根据我国《艾滋病防治条例》，HIV 感染者和艾滋病患者应当履行下列义务。

（1）接受疾病预防控制机构或者出入境检验检疫机构的流行病学调查和指导；

（2）将感染或者发病的事实及时告知与其有性关系者；

（3）就医时，将感染或者发病的事实如实告知接诊医生；

（4）采取必要的防护措施，防止感染他人，并不得以任何方式故意传播艾滋病。

10. 怎样预防艾滋病?

目前艾滋病尚无治愈方法，故预防 HIV 感染与艾滋病是艾滋病防治中的关键。预防艾滋病，应做到以下几点：

（1）学习艾滋病防治知识，了解其传播途径、临床表现及预防方法。

（2）加强道德教育，提倡安全性行为，避免滥交，避免与 HIV 感染者、艾滋病患者及高危人群发生性接触，在所有与生育无关的性行为中均全程使用安全套。

（3）避免共用针头及其他可能与血液接触的生活用品，如牙刷、剃须刀等。

（4）避免不必要的血液暴露，如接受美容、文身、扎耳洞、修脚等操作。如果必须进行上述行为，应选择卫生条件合格、消毒严格的正规机构。

（5）注意外伤防护。工作及体育运动中出现开放性创口、流血时，一定要注意保护自己。医务人员在工作中应注意预防针刺伤、锐器伤等职业暴露。

（6）对于感染 HIV 的女性，一般不提倡妊娠及哺乳，以免将病毒传给下一代。

（卢锐）

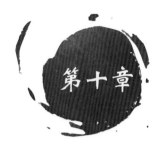

第十章

系统性疾病的口腔表征

1. 嘴里经常起血疱是为什么？

罗女士近 1 个月来嘴里反复起血疱，特别是吃硬东西或用力刷牙后更明显。眼看病情逐渐加重，她连忙到口腔黏膜病科就诊。医生通过检查和询问发现，她近期还有碰撞后皮肤容易起瘀斑的情况，于是让她检查血常规及凝血功能。结合检查结果初步诊断罗女士患了血小板减少性紫癜。

血小板减少性紫癜是一种以血小板减少为特征的出血性疾病，主要表现为黏膜、皮肤甚至内脏出血性倾向。口腔黏膜表面有一层角化层，正常的进食、说话等活动一般不会损伤黏膜形成血疱，大部分血疱都是因为局部创伤造成的，通常不需要特殊治疗，数天可自行痊愈。但如果出现口腔里不明原因经常起血疱，需要检查身上皮肤，尤其是关节、腋下、腰间等经常受到摩擦的地方是否也有瘀点或瘀斑，大便是否经常为黑色等，并且及时就医进行血液系统检查，警惕出血性疾病。

2. 白血病在口腔有什么表现？

小王是一名程序员，平时工作压力较大，经常抽烟、熬夜。最近小王发现自己刷牙出血，有时候早上起床吐的口水都是红色的。小王的室友说："容易出血会不会是白血病啊？"小王一听吓坏了，急忙到口腔医院就诊。医生对小王进行了口腔检查和血液检查后告诉小王不要紧张，他得的只是牙龈炎，通过洁牙和平时的口腔护理就可以解决。

白血病是一种造血系统恶性肿瘤，主要表现为异常白细胞和幼稚细胞增生，临床表现包括贫血，发热，出血，肝、脾、淋巴结肿大等。口腔黏膜，尤其牙龈是白血病最易侵犯的组织之一，许多白血病患者都是因为牙龈肿胀、出血等症状，首先到口腔科就诊，再由口腔科医生最早诊断的。那么白血病在口腔有什么表现呢？

首先，需要说明的是，并不是所有的牙龈肿胀、出血都是白血病。相反，正如小王的情况，大部分的牙龈肿胀和出血其实是普通的牙龈炎或牙周炎的症状，通过牙周治疗就可以解决。白血病和牙周病的口腔表现有时候非常相似，需要通过血象、骨髓象检查来鉴别。所以现在大家可以理解为什么口腔医生在为患者进行牙周治疗前，都需要抽血检查了。白血病侵袭口腔时，牙龈和口腔黏膜常有自发性出血，口腔黏膜有瘀点、瘀斑或血肿等形成。有时因为贫血，牙龈和黏膜颜色苍白，可能出现不规则的大的浅溃疡，且不易愈合。尤其是对于广泛累及口腔黏膜多部位的肿胀、糜烂或溃疡应特别警惕。

二维码 10-1 白血病的
牙龈表现
（武汉大学口腔医院供图）

3. 糖尿病会引起口腔发炎吗？

李婆婆得糖尿病 5 年了，起初还严格按医生的要求定期复诊、按时用药，后来自己觉得病情已经得到了控制，又嫌去医院麻烦，就自行在附近药店买药吃。近 1 个月来李婆婆觉得口干、口臭、口腔黏膜"发炎"，嘴里烧灼样疼痛，吃味道重的菜时疼痛特别明显。李婆婆觉得就是得"口腔炎"了，于是自己去药店买了点"消炎药"，结果越吃越严重，急忙到口腔黏膜病科就诊。医生经过检查和问诊后，让李婆婆去检查血糖，结果空腹血糖高达 14mmol/L。

糖尿病是一种以高血糖为特征的代谢性疾病。众所周知，糖尿病让人害怕的并不是疾病本身，而是它的各种并发症，包括糖尿病性心脏病、心血管疾病、肾病等。据统计，糖尿病患者伴发口腔疾病的概率约为正常人的2~3 倍。若糖尿病患者的血糖控制不佳，除了牙周炎、龋齿、牙髓炎、根尖周炎等问题外，同样会引起口腔黏膜发炎。最常见的症状是口干、口渴，还可能出现舌头糜烂和小溃疡。口腔易继发口腔念珠菌感染，牙周状况差，导致牙周及黏膜红肿，嘴唇也可能出现干燥、皲裂。患者可能感觉口腔黏膜灼痛，味觉异常。部分严重的糖尿病患者会出现口臭，并且口腔有特殊异味，称为酮味口臭。

医生告诫李婆婆，糖尿病是一个需要终身控制的疾病，必须定期监测血糖，定期到内分泌科复诊，根据血糖控制的情况调整药物剂量，否则会引起严重后果。李婆婆听了表示以后一定定期到专科医生处复诊，再也不偷懒了。

4. 身体很累，精神紧张，感觉舌头不受控制是怎么回事？

小陈今年 24 岁，是一名会计。近日来她突然发现自己的舌头不受控制，一直发抖。紧张的小陈连忙请假到口腔医院就诊。医生进行了仔细的检查后，详细询问小陈近期身体有没有其他变化。小陈仔细回忆：近日来她总觉得精神紧张，身体疲累，情绪不稳定，容易发脾气，工作时注意力也不集中，出过好几次小差错。医生听了小陈的描述，高度怀疑小陈患了甲状腺功能亢进症，因此立即安排小陈抽血进行甲状腺功能检查，结果显示小陈的甲状腺激素各项指标均增高。

甲状腺功能亢进，简称甲亢，又称"大脖子病"，多发于中青年女性。它是由各种原因引起的甲状腺激素释放过多造成的人体"兴奋"，主要表现为食欲亢进，怕热多汗，有的患者"兴奋"过度会出现部分肢体不由自主的震颤，包括指尖、舌头等，但体重反而减轻，身体乏力。渐渐会出现甲状腺肿大、突眼等外观改变，以及受累系统的临床症状。

5. 觉得口干，为什么医生让我去作风湿免疫检查？

刘婆婆最近总是觉得口干，喝水可以缓解，但是喝完水后没过多久又觉得口干，吃干饭时如果不喝汤，吞咽都有点困难。刘婆婆觉得特别难受，于是来到口腔黏膜病科就诊。医生检查发现刘婆婆口腔干燥，挤压几大唾液腺都没有见到明显的唾液溢出，再仔细询问发现除了口干，刘婆婆还有眼干和关节疼痛等症状。医生给刘婆婆开了一些口腔局部护理的药物，然后让她去作风湿免疫检查。刘婆婆很奇怪："我觉得口干，为什么要去作风湿免疫检查呢？"医生解释道，根据刘婆婆的症状和检查，她可能患了干燥综合征。

干燥综合征是一种自身免疫性疾病，临床表现可能为口、鼻、眼、咽喉、外阴黏膜和皮肤干燥，以及骨关节疼痛、肌炎、多发性神经炎等，若不及时控制，可能出现多器官受累并导致死亡。口干是干燥综合征的早期症状之一，根据唾液腺破坏的程度，患者大唾液腺可有极少或无唾液分泌。随着唾液量的减少，口腔可能逐渐出现龋齿、牙周炎、真菌感染等。目前，干燥综合征的诊断主要依靠口腔及眼科检查、风湿免疫检查及唇腺活检。因此，如果患者出现原因不明的口干症状，常需要进行上述检查，以排除干燥综合征。

6. 维生素 B 缺乏有什么表现？

许多人家里都有一瓶"神药"——维生素 B，口腔溃疡了、口角烂了、嘴唇上火了，来 2 颗，2 天就好。就像煮醋能消毒一样，这似乎是老一辈传下来的秘方。那么从科学角度说，维生素 B 真的有这么"神"吗？缺乏维生素 B 又有哪些表现呢？

维生素 B 是人体组织不可缺少的营养素，种类繁多，与口腔密切相关的有维生素 B_2（核黄素）、B_3（烟酸）、B_6、B_9（叶酸）和 B_{12}（钴胺素）。缺少维生素 B_2 可以引起舌炎、唇炎及口角炎；缺少维生素 B_3 会引起糙皮病，主要以皮炎、舌炎、肠炎、周围神经炎及精神异常为特征；缺乏维生素 B_6、B_9、B_{12} 均可引起不同类型的贫血症状，并继发口腔黏膜疾病。人体必需的维生素 B 都是水溶性维生素，在体内滞留的时间只有数小时，因此必须每天补充。它们广泛存在于动物肝脏、瘦肉、禽蛋、牛奶、豆制品、谷物、胡萝卜、鱼、蔬菜等食物中。通常大量摄入食物来源的维生素 B 是没有副作用的，但若口服药物型维生素 B 超过剂量则可引起腹痛、皮疹、神经中毒等不良反应。因此，尽管维生素 B 看上去"无所不能"，也不可自行随意服用。且口腔黏膜疾病病因复杂，很多是全身疾病在口腔内的表现，出现长期不愈的症状还是应到口腔黏膜病科就诊。

7. 维生素 C 缺乏在口腔里有什么表现？

小学课本里有这样一篇课文：哥伦布是 16 世纪意大利伟大的航海家，常常带领船队在大西洋上乘风破浪、远航探险。那时候的航海生活不光艰苦，船员在船上只能吃到黑面包和咸鱼，最可怕的是还会得一种怪病。得病的船员首先是全身无力，走不动路，接着就会全身出血，直到慢慢死去。有一次出海，航行还不到一半的路程，就已经有十几个船员得了怪病病倒了。

为了不拖累船队，这些生病的船员请求哥伦布把他们送到附近的荒岛上，等返航时再把他们的尸体运回家乡。哥伦布含泪答应了。几个月过去了，当哥伦布返航前去荒岛运送船员的尸体时，却发现船员都活着。船员告诉他因为在岛上没有食物，他们只能采摘野果吃，大家的怪病竟然渐渐都好了。难道秘密就在这些野果里面？哥伦布回国后把这个神奇的经历告诉了医生。后来，经过研究才发现这些野果里的秘密——维生素 C。

人体所需的维生素 C 主要由水果和蔬菜提供，缺乏维生素 C 会增加毛细血管的脆性，导致出血等症状。在口腔中，牙龈炎和牙龈出血是缺乏维生素 C 的早期突出症状。牙龈质地松软，可能继发溃疡和感染，常伴有疼痛和血腥味口臭。腭部、颊部、舌缘等黏膜可能还会出现出血点或瘀斑。值得注意的是，并不是所有的牙龈出血都是由维生素 C 缺乏引起的；相反，大部分的牙龈出血都是普通的牙龈炎造成的。而维生素 C 缺乏症的患者基本为长期缺乏新鲜瓜果蔬菜的摄取，所以不要挑食哟。

（林木）

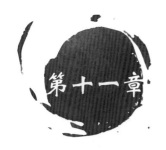

口腔黏膜色素异常

陈阿姨照镜子时发现下嘴唇上长出来一个个的黑色斑点，十分恐慌，害怕自己得了什么不好的病。她急忙去看口腔黏膜病科医生，问医生嘴唇上长黑斑究竟是怎么回事？

嘴唇上或口腔里面长黑斑，在医学上统称为口腔黏膜色素沉着异常，是由各种内源性或外源性因素引起的。其中内源性因素主要与患者个人体质或某些疾病有关，包括生理性色素沉着、色素沉着息肉综合征（普杰病）、原发性慢性肾上腺皮质功能减退症（艾迪生病）、多发性骨性纤维发育异常、色素痣、黑棘皮病、恶性黑素瘤等；而外源性因素包括过度吸烟、重金属慢性中毒、牙科银汞材料充填以及口腔黏膜慢性炎症。此外，卡波西肉瘤、血管瘤、静脉曲张、血肿、瘀斑等出血性疾病也可引起口腔黏膜色泽的改变。在医学上还有一些原因不明的口腔黏膜黑色素沉着，称为特发性口腔黏膜黑斑。

患者应及早到口腔黏膜病科就诊，医生会根据系统疾病史、治疗史、生活习惯以及临床特征进行综合分析，寻找可能的原因和潜在的全身系统性疾病。绝大多数口腔黏膜的黑斑都是良性的，但值得注意的是，如果黑斑大小变化较快，表面出现突起、溃疡、出血，则应高度警惕，以排查恶性黑素瘤的可能。

二维码 11-1　特发性口腔
黏膜黑斑
（武汉大学口腔医院供图）

2. 牙龈发黑一定是生病了吗？

人们对口腔健康与美观越来越重视，一天，小吴无意中发现自己的牙龈发黑，不像别人的牙龈是粉红色的，焦虑地去医院就诊。那么，牙龈发黑一定是生病了吗？

牙龈发黑主要与以下因素有关：

第一类是生理性发黑。这与人种有关，多见于亚洲人、黑人、拉丁美洲人等。在幼年时即可发现，牙龈表面出现大片、弥散样的黑色或褐色斑片，患者一般没有不适的感觉。

二维码 11-2　生理性
色素沉着
（武汉大学口腔医院供图）

第二类是由疾病引起的。重金属中毒，如慢性铅中毒、铋中毒、汞中毒等，可在牙龈边缘形成铅线、铋线或汞线，表现为蓝黑色或灰蓝色的色素沉着带。此外，某些累及牙龈的肿瘤性疾病，如黑棘皮病、恶性黑素瘤等，早期可表现为牙龈上的黑色斑片或斑块。

长期吸烟的人群常出现牙龈发黑，可能与烟草中的化合物刺激与热刺激有关。

引起牙龈发黑的原因繁多，应到口腔黏膜病

二维码 11-3　吸烟引起的
牙龈色素沉着
（武汉大学口腔医院供图）

科进行检查，医生会根据病史、病程长短、生活及职业习惯找出确切原因，准确处理。

（周刚）

3. 牙龈发黑、口臭，为什么医生让我去做尿检？

小张是一位印刷厂车间工人，最近他发现自己牙龈发黑，还有口臭，于是到口腔黏膜病科就诊。医生仔细检查了小张的口内情况，并询问了小张的病史，得知小张的职业后让小张去做尿检。小张觉得十分不解："我是口腔问题，为什么让我去做尿检呢？"医生解释道，印刷油墨中含有多种重金属，小张因工作长期接触，需要尿检排查是否有重金属中毒。结果显示小张尿液中的铅含量超标。

重金属中毒是指相对原子质量大于 65 的重金属元素或其化合物引起的中毒，包括铅中毒、汞中毒、磷中毒、铋中毒、铊中毒等。多数重金属中毒是职业性的，即在各种金属制造业、化学品合成作业、电镀、纺织业等工作中，长期接触重金属及其化合物而产生慢性重金属中毒。

慢性重金属中毒的主要口腔表现是口臭，多为金属味。其次是黏膜可能出现色素沉着，铅中毒在牙龈上可能出现约 1mm 宽的灰蓝色铅线，少数汞中毒患者在牙龈上出现灰蓝色的汞线，铋中毒可能在牙龈上出现约 1mm 宽的连续蓝黑色线性波浪状铋线。口腔内还可能出现黏膜充血发炎、舌炎、牙龈红肿糜烂、牙齿松动等症状。重金属在人体内多通过肾脏代谢，因此尿液中重金属含量的检查对重金属中毒的诊断十分重要。

（林木）

4. 嘴唇上长了黑斑，医生为什么让我去消化内科和内分泌科检查？

林女士最近半年发现自己的嘴唇上长出了很多黑色的斑片，并且还在慢慢增多，于是到口腔黏膜病科就诊。医生详细询问了她的全身情况，跟她说这些黑色的斑片本身无大碍，但建议她去消化内科和内分泌科进一步检查。林女士很疑惑：明明是嘴唇长黑斑，医生为什么让我去消化内科和内分泌科检查呢？

针对林女士的疑问，医生解释说，嘴唇上长黑斑的原因多种多样，其中有一部分与全身性疾病有关，包括色素沉着息肉综合征（普杰病）、原发性胆汁性肝硬化、原发性慢性肾上腺皮质功能减退症（艾迪生病）、库欣综合征等。

医生建议林女士去消化内科检查，主要是为了排查普杰病与原发性胆汁性肝硬化的可能。普杰病为一种常染色体显性遗传性疾病，其特征除了口腔黏膜、口周皮肤出现色素沉着斑外，还可伴有胃肠道多发性息肉，需行胃镜及肠镜检查。在原发性胆汁性肝硬化的早期，有的患者可出现皮肤黏膜的色素沉着斑，腹部 B 超检查有利于疾病的早期发现及诊断。

医生建议林女士到内分泌科检查是为了排查艾迪生病与库欣综合征，这两种疾病均与体内促肾上腺皮质激素的异常分泌有关。

因此，当口腔黏膜出现黑斑的时候，应及时就医，配合医生进行全身的相关检查，以尽早查出病因。

5. 口腔里的黑斑会癌变吗?

现如今，当人们患病或发觉自己身体出现异常时，最担心的莫过于该病会不会癌变。那么口腔内的黑斑会癌变吗？

口腔黑斑发生的原因较多，绝大多数的口腔黑斑，包括原发性黏膜黑斑、全身性疾病引起的黑斑，以及与重金属、银汞充填物、药物、吸烟等相关的黑斑都不会发生癌变，但有一类疾病需要引起高度警惕，那就是色素痣（图 11-1）和恶性黑素瘤。

色素痣可由口腔黏膜内的黑素细胞增殖生长而来。根据其位置深浅的不同，色素痣包括皮内痣、交界痣、混合痣等。从临床表现来看，色素痣界限清晰，稍突出于皮肤黏膜表面，大小 0.1~1cm，为褐色、深棕色或黑色。之所以要警惕色素痣，是因为该病中有一小部分可能发展成为恶性程度很高的肿瘤——恶性黑素瘤。

恶性黑素瘤在早期即可发生广泛的淋巴结转移及血行转移，恶性程度较其他癌症更高，因此被称为"癌中之王"。口腔恶性黑素瘤多见于 50 岁以上人群，可发生于黏膜的任何位置，最常见于上腭，其次为牙龈。临床上判断病损是否为恶性黑素瘤，一般看 5 个特征，即病损不对称、边界不规则、颜色不均匀、直径大于 6mm 和表面隆起。当口腔黑斑出现以上表现时，应及时就医，以排查恶性黑素瘤的可能。

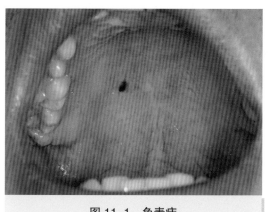

图 11-1　色素痣
（武汉大学口腔医院供图）

二维码 11-4　恶性黑素瘤
（武汉大学口腔医院供图）

6. 口腔里的黑斑怎么治疗？

口腔黑斑的病种与病因较为复杂，应根据具体情况进行相应处理。

如果是生理性的黑斑，对人体健康无任何危害，可无需治疗。

如果是外源性因素导致的黑斑，黑斑本身可无需处理，但应注意避免接触原发因素，如戒烟、替换某些药物等。

如果是全身性疾病导致的黑斑，关键是要到综合医院对原发疾病进行规范治疗，这些全身性疾病对人体的损害比口腔黏膜黑斑本身更严重。

如果黑斑已经发展成恶性黑素瘤，由于其极易发生扩散和转移，应尽早到口腔颌面 – 头颈肿瘤外科进行综合治疗，包括冷冻治疗、化学治疗、生物治疗和康复治疗等。

7. 嘴唇发白是怎么回事?

刘女士今年 48 岁，最近 2 年发现自己嘴唇上出现一些发白的地方，虽说不痛不痒，但确实有点影响美观，而且还有范围逐渐扩大的趋势。于是，刘女士去口腔黏膜病科进行检查。

医生通过检查发现，刘女士嘴唇上出现了一块块颜色发白的区域，边界清楚，而且柔软度、平滑度等与周围皮肤黏膜并无二致。根据这些表现，医生初步诊断刘女士患的是白癜风（图 11-2）。

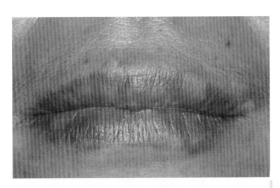

图 11-2　白癜风
（武汉大学口腔医院供图）

白癜风是一种常见的后天性色素脱失性皮肤黏膜病，其病因尚不明确。由于病损部位黑素细胞数目减少或功能缺失，故呈现为白色。该病虽对人体健康无害，但一旦发生于颜面部，常会影响美观，继而可能引起患者心理上的问题。

目前该病尚无特效治疗方法，对于治疗意愿十分强烈的患者，可尝试使用光化学疗法等。

（周刚）